Mude ou morra!

Brad Stulberg

Mude ou morra!

Como se adaptar sem enrolação às mudanças no trabalho, nos negócios e na vida pessoal (P.S.: É realmente urgente!)

Tradução
Roberto W. Nóbrega

principium

Texto fixado conforme as regras do Acordo Ortográfico da Língua Portuguesa
(Decreto Legislativo nº 54, de 1995)

Título original: *Master of Change: How to Excel When Everything Is Changing – Including You*

Editora responsável: Amanda Orlando
Assistente editorial: Isis Batista
Revisão: Clarissa Luz, Pedro Siqueira e Luisa Tieppo
Diagramação: João Motta Jr.
Capa: Renata Zucchini

1ª edição, 2024

CIP-BRASIL. CATALOGAÇÃO NA PUBLICAÇÃO
SINDICATO NACIONAL DOS EDITORES DE LIVROS, RJ

S925m

Stulberg, Brad
Mude ou morra : como se adaptar sem enrolação às mudanças no trabalho, nos negócios e na vida pessoal (P.S.: é realmente urgente!) / Brad Stulberg ; tradução Roberto W. Nóbrega. - 1. ed. - Rio de Janeiro: Pricipium, 2024.
264 p. ; 21 cm.

Tradução de: Master of change : how to excel when everything is changing -
ISBN 978-65-88132-57-9

1. Mudança social - Aspectos psicológicos. 2. Mudança (Psicologia). 3. Administração do stress. 4. Eventos estressantes que mudam a vida. I. Nóbrega, Roberto W. II. Título.

24-91766 CDD: 158.1
CDU: 159.922.2:316.42

Meri Gleice Rodrigues de Souza — Bibliotecária — CRB-7/6439

Direitos exclusivos de edição em língua portuguesa para o Brasil
adquiridos por Editora Globo S.A.
Rua Marquês de Pombal, 25 — 20230-240 — Rio de Janeiro — RJ
www.globolivros.com.br

Para salvaguardar as identidades dos envolvidos, quando necessário, alterei os nomes e outros detalhes identificadores de muitas das figuras que não são públicas deste livro. Todo o resto referente a suas histórias é relatado como aconteceu e foi verificado de maneira apropriada.

Sumário

Introdução: Flexibilidade resistente

Uma nova maneira de encarar a mudança (e a identidade)

"O chão se mexia sob meus pés", recorda Thomas, um antigo cliente meu de coaching. "As coisas pareciam fora de controle."

Da mesma maneira que aconteceu com muitas pessoas, o período entre 2020 e 2022 foi particularmente difícil para Thomas, 45 anos e pai de dois filhos, que trabalha em uma empresa de prestação de serviços. No intervalo de alguns meses, ele foi forçado a trabalhar de casa, perdeu seu cliente mais importante, começou a ensinar o conteúdo da escola aos filhos em casa, pois o local onde morava adotou aulas remotas, testemunhou a esposa ser demitida do emprego, perdeu um tio para o coronavírus e não conseguiu passar muito tempo junto ao pai, que morreu de câncer no início de 2022. "Tanta coisa mudou em tão pouco tempo! Aquilo tudo me deixou desorientado, foi difícil de acompanhar."

A história de Thomas foi comum durante o período em que o novo coronavírus devastou o mundo, deixando uma significativa destruição humana e econômica em seu rastro. Ele atrapalhou nossa forma de trabalhar, de nos divertir, de amar, sofrer e participar de nossas comunidades. A pandemia do coronavírus representa o que chamo de *evento de desordem* — algo que muda fundamentalmente a experiência de nós mesmos e do mundo que habitamos, algumas vezes para melhor, outras para pior. A pandemia talvez seja o evento de desordem mundial mais recente, mas certamente não é o primeiro nem será o último.

No âmbito coletivo, não se passa nenhuma década em que não vivenciemos perturbações dramáticas. Entre alguns exemplos, podemos citar as guerras, o surgimento de tecnologias como a internet, instabilidades políticas e sociais, recessão econômica e crises ambientais, e tudo isso vem se intensificando rapidamente. No nível individual, eventos de desordem são ainda mais comuns. Podemos citar como exemplo começar em um emprego, sair de um emprego, casar-se, divorciar-se, ter filhos, perder um ente querido, adoecer, mudar-se para uma nova cidade, formar-se na escola, conhecer um novo melhor amigo, publicar um livro, conseguir uma promoção importante, ver seus filhos saírem de casa, aposentar-se, e assim por diante. Pesquisas comprovam que, em média,[1] as pessoas vivenciam 36 eventos de desordem durante a vida adulta — ou cerca de um a cada dezoito meses. Não entra nessa conta envelhecer, que é um evento de desordem onipresente e não pode ser interrompido, ao qual muitos de nós resistimos e negamos inutilmente. Costumamos pensar que mudanças e desordens são exceções, quando, na realidade, são a regra. Observe com atenção e verá que tudo está sempre mudando, incluindo nós mesmos. A vida *é* fluxo. E, ainda que sempre tenha sido assim, nos dias de hoje, o ritmo das mudanças parece estar acelerando.

Nos anos anteriores a esta obra, publiquei um livro intitulado *A prática para a excelência: um caminho transformador para alimentar — e não consumir — sua alma,* tive um segundo filho, abandonei um emprego estável, mudei-me para o outro extremo do país, parei de praticar um esporte que, durante anos, fora uma âncora significativa da minha identidade, passei por uma cirurgia na perna e fiquei dolorosamente distante de determinados familiares. Perceba que essa série de mudanças inclui uma mistura de coisas boas e ruins: não foi apenas que coisas difíceis aconteceram comigo durante esse curto período, é que aconteceu *muita* coisa nesse curto período. Foi algo esmagador que proporcionou alguns anos interessantes, se não desafiadores.

As pessoas em geral se apegam à estabilidade. Sempre que compartilhei qualquer uma dessas grandes experiências de vida com clientes, colegas, amigos e vizinhos, eles imediatamente sentiam empatia pelo fato de eu achar aquilo ao menos um pouco desorientador. Aprendi que eu não estava só: praticamente todo mundo vivencia a dúvida, o medo e a perplexidade que surgem ao reconhecer, de perto e pessoalmente, que a vida não é tão estável quanto imaginamos que seja ou gostaríamos que fosse.

Quanto a isso, há um problema: uma narrativa fundamental de nossa cultura nos estimula a buscar a estabilidade, só que isso não reflete a realidade de que a mudança é constante — e que, com as competências certas, a mudança pode ser uma força drástica para o crescimento. Está na hora de virar essa página. Aceitar que a mudança é inevitável pode ser assustador a princípio, mas, como descobri, e como você vai ler ao longo deste livro, abraçar a fluidez da vida, de fato, acaba sendo fortalecedor e chega até a ser vantajoso. A mudança sem dúvida pode trazer sofrimento, mas também vem com uma série de benefícios.

Aprender uma maneira inteiramente nova de conceber a mudança e de fazê-la funcionar a seu favor — o que batizei de "flexibilidade resistente" — minimiza a angústia, a inquietação e a aflição, ao mesmo tempo que promove uma felicidade profunda e um senso de realização duradouro. Também leva a um desempenho melhor e mais sustentável nas atividades e buscas com as quais mais nos importamos. Dessa maneira, a flexibilidade resistente é fundamental para a excelência genuína: *fazer o bem e se sentir bem no longo prazo*. Igualmente importante é que trabalhar de forma competente com a mudança torna as pessoas mais gentis e mais sábias — uma coisa de que o mundo precisa desesperadamente. Além disso, não é como se tivéssemos grandes alternativas: embora se possa desejar que não fosse assim, simplesmente não dá para parar o tempo ou controlar a vida. Tentar fazê-lo é como socar a parede, é extremamente exaustivo e uma causa comum de esgotamento e abatimento para pessoas que seriam, se não o fizessem, saudáveis.

Todas as descobertas mais recentes da psicologia, da biologia, da sociologia, da filosofia e da neurociência ultramoderna comprovam que a mudança, em si, é neutra: ela passa a ser negativa ou positiva dependendo da forma como a encaramos e, mais importante, do que fazemos com ela. Enquanto isso, diferentemente do Ocidente moderno, onde olhamos para a vida como uma coisa linear e relativamente estável, muitas das antigas sabedorias do mundo, como o budismo, o estoicismo e o taoísmo, reconhecem a natureza cíclica da realidade e a difusão da mudança. Tanto a sabedoria antiga como a ciência moderna estão em acordo que a impermanência é uma realidade inegável, uma verdade fundamental do universo. Apegar-se à ilusão da permanência, torcendo para não sermos atingidos pela mudança, para que permaneçamos mais ou menos iguais, é, na melhor das hipóteses, uma atitude equivocada e, na pior delas, leva ao sofrimento. A vida é uma série contínua e oscilante de fluxos e refluxos. Desenvolver um forte, duradouro e coeso senso de si mesmo exige habilidades específicas para surfar as ondas. Infelizmente, essas habilidades não costumam ser ensinadas na escola e foram enormemente negligenciadas pelas últimas gerações, que demasiadas vezes se iludiram com ideias de controle, segurança e constância — e todas elas funcionam muito bem... até pararem de funcionar.

Então, aqui estamos. Meu principal objetivo nesta empreitada é analisar a ciência, a sabedoria, a história e a prática para desenvolver uma estrutura abrangente — a flexibilidade resistente —, que englobe as qualidades fundamentais de que todos precisamos não apenas para sobreviver, mas também para prosperar em meio à mudança e à desordem. Porém, antes de mergulharmos nessa nova maneira de conceber a mudança e trabalhar com ela, é útil compreender como chegamos onde estamos: um lugar em que tememos a instabilidade e a volatilidade, e nos sentimos impotentes diante elas. Saber como chegamos onde estamos nos ajudará a chegar aonde queremos ir.

Por que — e como — entendemos erroneamente a mudança

Em 1865, um médico francês de 52 anos chamado Claude Bernard chegou a uma conclusão inovadora. Com base em suas observações do corpo humano, ele propôs um modelo que visualizava a mudança e a perturbação como antíteses da saúde. "A constância do ambiente interno é a condição para a vida livre", explicou para seus muitos seguidores na então florescente comunidade científica. Porém, passaram-se mais de sessenta anos até que, em 1926, um cientista americano chamado Walter Cannon cunhasse oficialmente o termo *homeostase*.

A maioria das pessoas sabe o que é a homeostase, mesmo que não sejam cientistas. A origem da palavra vem do grego *homoios*, que significa "semelhante" ou "igual", e *stasis*, que significa "constante". Sua definição moderna é "a tendência de os sistemas vivos resistirem à mudança para manter o ambiente interno estável e relativamente constante". A homeostase descreve um ciclo de ordem, desordem e ordem. Ela determina que um sistema alcança a estabilidade no ponto X, ocorre um evento que provoca desordem, e isso leva o sistema ao caos e à incerteza no ponto Y, e em seguida o sistema faz de tudo para voltar à estabilidade no ponto X, o mais rapidamente possível. Por exemplo, se uma pessoa fica doente, seu corpo pode desenvolver febre, mas diversos processos funcionam para levar a temperatura dela de volta ao normal, 37 °C.

Em alguns casos restritos (como o da febre), a homeostase é um modelo preciso; mas, como você logo descobrirá, em muitos outros não é. Mesmo assim, a homeostase tem sido adotada como a forma predominante de pensar sobre mudança e estabilidade em praticamente todos os campos. Se você pesquisar "homeostase" e "mudança" na internet, descobrirá inúmeras matérias sobre os temas mais diversos, como emagrecimento, bloqueio criativo, como largar o cigarro, começar um novo programa de exercícios e transformar a cultura da sua empresa. Todas são redigidas no espírito de "superar a homeostase" e "lutar contra" uma resistência profunda e universal à mudança.

O longo histórico e o apelo simples e intuitivo da homeostase definiram como as pessoas, empresas e até culturas inteiras pensam sobre mudança. A homeostase é responsável pelo fato de geralmente encararmos mudanças externas como indesejáveis, e as que desejamos iniciar em nós mesmos como se rumassem contra uma ordem predeterminada. Embora, em alguns casos, a experiência da mudança como algo anormal possa ser inevitável, na grande maioria não é.

No entanto, como consequência de nosso preconceito de longa data, a maioria das pessoas tende a reagir de uma das quatro maneiras quando confrontadas com mudanças, sejam essas mudanças para elas próprias ou para as estruturas mais amplas de sua vida.

1. **Tentar evitar as mudanças ou se recusar a reconhecê-las**

   Tentamos nos isolar do que acontece ao nosso redor, às vezes chegando até a negar as mudanças totalmente. Entre os exemplos, temos a empresa que se recusa a mudar para um modelo de negócios digital, a jogadora de basquete que está envelhecendo e por isso redobra seus esforços nos pontos fortes que a colocavam em vantagem durante seu auge (mas não colocam mais), o homem que vive um relacionamento falido mas se recusa a encarar seus problemas, ou o *think tank* que escolhe a dedo seus dados para não encarar a realidade.

2. **Resistir ativamente à mudança**

   Tentamos evitar que as mudanças aconteçam, fazendo todo o possível para adiá-las, ainda que a mudança seja inevitável, e sua força, esmagadora. Entre os exemplos, temos o tenista que está sempre adiando uma cirurgia apesar de ter cartilagens em deterioração nos dois joelhos, a empresa que vai até a sede do governo dos Estados Unidos para fazer *lobby* contra regulamentações clean-air regulations em vez de investir em inovação, a mãe que acabou de dar à luz e adota medidas infrutíferas para preservar suas habituais nove horas de sono, a mãe mais velha que ainda quer mandar na comida e nas roupas da filha que já está na faculdade, ou aquele sujeito de 45 anos que utiliza, de forma obsessiva, todos os tipos de produtos na esperança de "reverter" o envelhecimento.

3. Sacrificar a ação em meio ao caos

Interpretamos as mudanças como algo que acontece *contra* nós e, assim, abrimos mão de todo o controle sobre a situação. É o caso do sujeito que recebe um diagnóstico de câncer e imediatamente deixa de prestar atenção à alimentação; da mulher que tem ansiedade e se recusa a procurar ajuda, convencendo-se de que sempre será assim; da pessoa que se deixa abater pelo ciclo infindável e ininterrupto de notícias em vez de assumir o controle de sua atenção; dos criadores de políticas públicas que se eximem de um problema em vez de tomar providências a respeito; ou da empresa que reage de maneira desconexa a uma força de trabalho cada vez mais antiga em vez de desenvolver uma estratégia planejada e intencional.

4. Tentar voltar para onde estávamos

Pensamos em como era a vida antes de um evento de desordem, comparando e contrastando a nova situação com a antiga, e voltando a ter atitudes e comportamentos que nos serviram no passado: o homem que se casa, mas que ainda quer tomar todas as decisões sozinho; a mulher que perde o emprego em um setor em retração, mas que nutre a expectativa de ser recontratada para a mesma função em outra empresa; a família que se muda para o outro extremo do país e imediatamente compara todas as pessoas que conhece com seus melhores amigos de antigamente; ou a empresa que é forçada a dispensar 20% de sua força de trabalho, mas no dia seguinte age como se nada tivesse acontecido.

Talvez nem todos os exemplos anteriores correspondam à realidade, mas você provavelmente reconhece algumas dessas tendências em si mesmo, no seu local de trabalho, na sua família ou comunidade. Há uma forte propensão a supervalorizar a compreensão da velha ordem em vez de se abrir à possibilidade de algo novo. Embora as estratégias anteriores possam parecer boas no momento, elas quase sempre perdem a eficácia rapidamente e criam problemas no longo prazo.

Um novo modelo para navegar pela mudança e pela desordem

No final da década de 1980, dois pesquisadores — um deles neurocientista, fisiologista e professor de medicina na Universidade da Pensilvânia, e o outro um acadêmico interdisciplinar com foco em biologia e estresse — observaram um fenômeno interessante. Na expressiva maioria das situações, sistemas saudáveis não resistem à mudança de uma forma rígida; em vez disso, adaptam-se à mudança, avançando com leveza e coragem. Essa observação é verdadeira quer se trate de toda uma espécie reagindo a uma mudança em seu habitat, quer seja uma empresa reagindo a uma mudança em seu setor ou um único indivíduo reagindo a um evento de desordem em sua vida ou a um processo que está em andamento, como o envelhecimento. O cerne de sua visão: após a desordem, os sistemas que funcionavam de forma ideal raramente voltam ao ponto onde estavam; sim, sistemas vivos anseiam por estabilidade, mas alcançam essa estabilidade em um lugar novo. Peter Sterling (o neurocientista) e Joseph Eyer (o biólogo) cunharam o termo *alostase* para esse processo. *Alostase* vem do grego *allo*, que significa "variável", e *stase*, que, como dito anteriormente, significa "de pé". Sterling e Eyer definiram alostase como "estabilidade pela mudança".

Considerando que a homeostase descreve um padrão de ordem, desordem e ordem, a alostase descreve um padrão de ordem, desordem e *re*ordenação. A homeostase determina que, após um evento de desordem, sistemas saudáveis retornam à estabilidade em que começaram: X para Y para X. A alostase determina que sistemas saudáveis retornam à estabilidade, mas em um lugar novo: X para Y para Z.* A homeostase é, em grande parte, um equívoco. Tudo está sempre mudando, inclusive nós. Estamos constantemente em algum lugar do ciclo de ordem, desordem e *re*ordenação. Nossa estabilidade é consequência de nossa capacidade de navegar por esse ciclo, ou, como Sterling e Eyer colocam: "Alcançamos a estabilidade pela mudança". Minha interpretação é que essa frase tem duplo significado: a maneira de permanecer estável durante o processo de mudança é *pela* mudança, pelo menos em alguma medida.

Para deixar o conceito bem claro, vamos passar de uma perspectiva mais geral da alostase para alguns exemplos simples e concretos: se uma pessoa começa a malhar com halteres ou a praticar jardinagem com frequência, a pele das mãos dela quase sempre será afetada. Em vez de tentar inutilmente permanecer lisa, em determinado momento ela desenvolverá calos para reagir melhor ao desafio. Se você está acostumado a constantemente desviar sua atenção em um mundo digital, seu cérebro, a princípio, resistirá a ler um livro sem distrações. No entanto, se você insistir, uma hora ou outra seu cérebro se adapta e se reconfigura para a concentração, o que os cientistas chamam de *neurogênese* ou

---

*Alguns cientistas, agora, utilizam o termo *regulação positiva homeostática* para descrever componentes de alostase, mas insistiremos com a última terminologia para minimizar a confusão entre o novo modelo de mudança e o antigo.

neuroplasticidade. Outro exemplo é vivenciar depressão ou desgosto. A recuperação não é a pessoa voltar a ser como era antes de vivenciar aquela intensa dor psíquica. Pelo contrário, é avançar normalmente com maior tolerância ao sofrimento emocional e maior compaixão por outras pessoas que estejam sofrendo. Nesses exemplos, você chega à estabilidade sem resistir à mudança ou voltar para onde estava, mas, sim, trabalhando habilmente com a mudança e chegando a um novo lugar.

"O objetivo primordial da regulação não é a constância rígida",[3] escreve Sterling. "Em vez disso, é a capacidade flexível de variação adaptativa."

Quando você se conscientiza da alostase, começa a vê-la em todos os lugares

Sterling e Eyer descreveram pela primeira vez[4] os princípios básicos da alostase em 1988, porém, o conceito ainda é pouco conhecido entre leigos. Isso é lamentável, porque, no final das contas, a alostase é o modelo mais benéfico e preciso para representar a mudança e a forma com que nossa identidade evolui e cresce com o passar do tempo. Os exemplos a seguir mostram sua significativa universalidade.

A evolução — a grande teoria das ciências naturais — é o processo pelo qual a vida avança por meio da adaptação a circunstâncias em constante mudança. Não existe retorno ao modo como as coisas eram. A mudança é uma constante. As espécies que se adaptam prosperam e toleram. As espécies que resistem sofrem e são eliminadas.

Na literatura, a "jornada do herói" descreve o tema predominante nos mitos de diversas culturas e eras. O herói começa em um ambiente seguro e estável, vivencia uma grande mudança ou evento de desordem, é forçado a abandonar seu ambiente seguro e estável, aventura-se por um mundo novo em que encara obstáculos e desafios, e acaba por voltar para casa com um senso de si mesmo igual e ao mesmo tempo transformado. Esse arquétipo descreve mitos e histórias que variam de Moisés, dos israelitas, a Siddhartha Gautama, do budismo, a Simba, de *O rei leão*, e a Mirabel, de *Encanto*.

Carl Jung, um dos fundadores da psicologia moderna, utilizou um círculo para representar a transformação contínua do ego, defendendo que o processo de transformação individual é um processo de adaptação e crescimento perpétuos.[5] Desde então, modelos terapêuticos mais recentes, como a terapia cognitivo-comportamental (TCC) e a terapia de aceitação e compromisso (TAC), ensinam as pessoas a não resistir à impermanência ou tentar voltar para onde estavam, e sim a abrir-se para a impermanência, trabalhar com ela e transcendê-la.

O frade franciscano Richard Rohr ensina que nós nos tornamos a versão mais fiel de nós mesmos por intermédio de diversos ciclos de ordem, desordem e reordenação. Ele se dá até a liberdade de chamar isso de *padrão universal de sabedoria*. O professor e psicoterapeuta budista Mark Epstein escreve que libertar-se da ansiedade exige que a pessoa aprenda a navegar por ciclos inevitáveis de integração, desintegração e *re*integração — o que ele chama de *despedaçar-se sem cair aos pedaços*.

Na ciência organizacional, os pesquisadores descrevem a mudança bem-sucedida como um padrão de congelamento, descongelamento e *re*congelamento. O período de descongelamento costuma ser caótico,[6] mas é uma etapa necessária para chegar a um ponto final estável e aprimorado. Enquanto isso, terapeutas de relacionamentos falam sobre ciclos de harmonia, desarmonia e reparação como sendo a chave para o crescimento de todos os nossos vínculos importantes.

Indivíduos e empresas que desempenham seus papéis de uma forma feliz, saudável e sustentável também exibem esse padrão. Eles mantêm uma identidade forte e resiliente ao se reformularem repetidamente. Têm a coragem de abandonar a estabilidade relativa durante um tempo, entrar na desordem e chegar a uma estabilidade aprimorada e a um senso de si mesmo ao longo do caminho. O que todos têm em comum é uma perspectiva da identidade como algo estável e instável ao mesmo tempo.

Algumas maneiras de representar ciclos contínuos de mudança e progresso

- Ordem → Desordem → Reordenação
- Estabilidade em X → Caos e incerteza em Y → Estabilidade em Z
- Integração → Desintegração → *Re*integração
- Orientação → Desorientação → *Re*orientação
- Congelamento → Descongelamento → *Re*congelamento
- Harmonia → Desarmonia → *Re*paração

Um princípio orientador em meu trabalho, tanto como escritor quanto como coach, é o reconhecimento de padrões. Não me interesso por "truques", soluções rápidas e pontuais ou estudos pequenos e únicos, pois todos tendem a prometer muito, mas deixam a desejar em termos de eficácia no mundo real. Independentemente do que digam os profissionais de marketing, as manchetes chamativas e os evangelistas da pseudociência, não existem loções, poções ou pílulas mágicas quando se trata de excelência genuína, bem-estar duradouro e força resiliente. O que me interessa é a convergência. Se diversos campos de pesquisa científica, as maiores tradições de sabedoria do mundo e as práticas de pessoas e organizações que demonstraram excelência e conquistas ao longo do tempo apontam para as mesmas verdades, então, provavelmente é válido prestar atenção a essas verdades. Nesse caso, a mudança e a impermanência não são fenômenos a temer ou resistir — pelo menos não como uma posição padrão. Embora o conceito histórico de homeostase tenha se infiltrado profundamente em nossa psique coletiva, ele é um modelo ultrapassado para navegar pela vida, ter saúde mental e buscar a excelência genuína. A alostase faz muito mais sentido.

Flexibilidade resistente

Quando confrontei pela primeira vez a onipresença da mudança — a realidade da impermanência — me senti apreensivo. Sou uma pessoa que anseia por estabilidade. Gosto de fazer planos e me ater a eles. Se você fosse traçar uma linha com a estabilidade em uma ponta e a mudança na outra, poderia me colocar a cerca de um milímetro (e isso seria generoso) de distância do extremo da estabilidade. Ainda assim, à medida que eu prosseguia no caminho da minha própria vida, vivenciando todas as formas de volatilidade, e quando comecei a pesquisar para este livro, ocorreu-me que não existe essa linha. Eis o motivo de essa descoberta ser poderosa. Além das grandes vicissitudes da vida, que abordamos nas páginas anteriores — envelhecimento, doença, relacionamentos, mudanças de moradia, inquietação social, e assim por diante —, quando comecei a praticar os princípios da flexibilidade resistente (ênfase no "praticar", já que esse será um processo para a vida inteira para todos nós), comecei a me sentir menos inquieto e preocupado com coisas menores também. Passei a não ficar mais tão perturbado com mudanças não planejadas em meu trabalho. Passei a ficar menos frustrado e abalado quando minha agenda considerada "perfeita" era atrapalhada por uma criança doente que não foi para a escola, um cachorro com diarreia, um apagão da internet e todas as formas de outras das tão conhecidas pedras no sapato. Quando passei por complicações após uma cirurgia e meu tempo de reabilitação duplicou, aquilo não me perturbou tanto quanto teria perturbado em outras épocas. Apesar de coisas assim parecerem — e, na maioria dos casos, serem — relativamente triviais, elas vão se acumulando e deixam muitos de nós nos sentindo cronicamente frustrados e com desempenho abaixo de nosso potencial. Pense só em quantos dias ruins no trabalho, discussões com seu/sua companheiro(a) e noites insones, na raiz, resultam de sentimentos de sofrimento provocados por incertezas e mudanças.

Embora algumas coisas na vida sejam verdadeiramente uma coisa ou outra — ou você está obedecendo o limite de velocidade enquanto dirige ou não; ou uma mulher está grávida ou não — muitas são as duas coisas. Por exemplo, a tomada de decisão não se trata de razão *ou* emoção, trata-se de razão *e* emoção. A verdadeira rigidez não se trata de autodisciplina *ou* autocompaixão, trata-se de autodisciplina *e* autocompaixão. E o progresso em praticamente qualquer empreitada não se trata de trabalho árduo *ou* descanso, trata-se de trabalho árduo *e* descanso. Os filósofos chamam esse tipo de pensamento de *sem dualidade*. O pensamento sem dualidade reconhece que o mundo é complexo, que muitas coisas têm nuances, e que a verdade muitas vezes é encontrada em paradoxos: não isso *ou* aquilo, mas isso *e* aquilo. O pensamento sem dualidade é um conceito importante, embora bastante subutilizado, em muitas facetas da vida, incluindo nosso objeto aqui. Como tal, aparecerá diversas vezes ao longo desta obra.

Quando alguém utiliza o pensamento sem dualidade para estabilidade e mudança, acontece algo interessante. O objetivo não é ser estável e, portanto, nunca mudar. Tampouco o objetivo é sacrificar todo o senso de estabilidade, rendendo-se passivamente aos caprichos da vida. Em vez disso, o objetivo é unir essas qualidades para cultivar o que chamo de *flexibilidade resistente*. Ser resistente é ser forte, determinado e durável. Ser flexível é reagir de forma consciente a circunstâncias ou condições modificadas, adaptar-se e se dobrar facilmente sem quebrar. Una essas qualidades e o resultado é uma resistência corajosa, uma antifragilidade que não apenas suporta a mudança, como prospera no meio dela. Isto é a flexibilidade resistente: a qualidade de que você precisa para se tornar um mestre da mudança, navegar com sucesso pela mudança, pela desordem e pelo caos, e para ficar forte e perseverar no longo prazo.

A flexibilidade resistente reconhece que, após a desordem, não há como voltar às coisas como eram antes — não existe mais ordem, apenas *re*ordenação. O objetivo da flexibilidade resistente é chegar a uma reordenação favorável; manter uma identidade central forte, mas ao mesmo tempo adaptar-se, evoluir e crescer. Diferentemente das maneiras antigas de abordar a mudança, a flexibilidade resistente concebe a mudança não como um evento dramático que acontece com você, mas como uma parte constante da vida, um ciclo no qual você é sempre participante. Por meio dessa mudança transformadora, você passa a ver a mudança e a desordem como coisas com as quais você dialoga, uma dança permanente entre você e seu ambiente. Quanto mais habilidoso você se torna nessa prática, mais feliz, mais saudável e mais forte você será.

Os princípios da flexibilidade resistente

Durante os anos anteriores, passei inúmeras horas pensando sobre a flexibilidade resistente e em como seria a melhor forma de desenvolvê-la. Li milhares e milhares de páginas de filosofia e psicologia, vasculhei as mais recentes pesquisas sobre neurociência e entrevistei centenas de especialistas de todas as disciplinas. Entrei nessa jornada por mim, pelos clientes dos meus serviços de coaching e por você. O restante deste livro expõe o que descobri. Está dividido em três partes: "Mentalidade resistente e flexível", "Identidade resistente e flexível" e "Ações resistentes e flexíveis". Em cada parte, detalharei as qualidades, os hábitos e as práticas essenciais e comprovadas sobre as quais a flexibilidade resistente é fundada.

Na parte 1, aprenderemos a desenvolver uma *mentalidade resistente e flexível*. Isso nos ajudará a cultivar um relacionamento mais harmonioso com a mudança. Exploraremos por que a mudança é, muitas vezes, desconcertante, a diferença entre *ter* e *ser*, e por que a ideia da impermanência pode ser assustadora a princípio, mas, no final das contas, é fortalecedora. Mergulharemos nas novas e fascinantes pesquisas sobre o funcionamento da consciência e aprenderemos a nutrir uma sensibilidade crucial chamada de otimismo trágico. Veremos como uma mentalidade resistente e flexível exige que a pessoa se abra para o fluxo da vida, com a expectativa, inclusive, de que haja dificuldades, o que, paradoxalmente, deixa a mudança, ou, vale dizer, *a vida*, só um pouco mais fácil.

Na parte 2, aprenderemos a desenvolver uma *identidade resistente e flexível*. Isso nos ajudará a entender o que se passa conosco quando nós — assim como tudo à nossa volta — estamos sempre mudando. Investigaremos ensinamentos da antiguidade sobre a individualidade; exploraremos por que o ego é tão desafiador no que diz respeito à mudança e como sua força pode realmente ser útil (ou melhor, até ela atrapalhar); e mergulharemos nas pesquisas mais recentes sobre teoria da complexidade, pensamento sistêmico e ecologia. Veremos que campos de pesquisa diversos convergem em torno de dois temas importantes: o cultivo de um senso fluido de si mesmo e o esforço ativo para cultivar limites rígidos e flexíveis para o seu caminho em desenvolvimento.

Na parte 3, aprenderemos a adotar *ações resistentes e flexíveis*. Embora dialogar com a mudança signifique renunciar a algumas ações, não significa renunciar a todas elas. Não podemos controlar o que acontece conosco, mas podemos controlar nossas reações. Aprenderemos sobre as novas e fascinantes pesquisas que comprovam que nossa essência não está em nossos pensamentos, mas em nossos sentimentos e nos comportamentos que os criam. Mergulharemos profundamente na neurociência do caráter, aprendendo que, embora a fisiologia do cérebro seja bastante rígida, seu "software" é altamente maleável e se atualiza com base nas ações que adotamos, sobretudo em situações com grande carga emocional. A maleabilidade do cérebro é uma notícia que chega em boa hora: ela nos permite responder em vez de reagir e transformar dificuldades em significado.

Uma estrada *versus* uma trajetória

Antes de mergulharmos no coração deste livro, consideremos brevemente a diferença entre uma estrada e uma trajetória, o que será bem útil como metáfora daqui em diante. Uma estrada é linear e seu objetivo é levar a pessoa do ponto A ao ponto B com o máximo possível de pressa e o mínimo possível de esforço. A estrada resiste à paisagem; em vez de funcionar com seu ambiente, ela derruba o que estiver à sua frente. Quando você está viajando por uma estrada, sabe o seu destino. Se for jogado para fora, isso é inequivocamente algo ruim; você volta e presume que a estrada será tranquila dali em diante. Oportunidades interessantes podem estar chamando você ao lado, mas quando está na estrada, seu objetivo é permanecer nela, para chegar em seu destino o mais rápido possível.

Uma trajetória, por outro lado, é bastante diferente. Funciona em harmonia com seu entorno. Quando você está viajando por uma trajetória, pode ter uma ideia geral de onde está indo, mas está aberto à navegação, talvez até utilizando-a, em quaisquer desvios que surjam. Uma trajetória não é distinta de seu ambiente, é parte dele. Se você for jogado para fora da estrada, isso pode ser traumatizante e desorientador, mas não dá para ser jogado para fora de uma trajetória, já que ela está sempre se abrindo e se revelando para você. A estrada resiste ao tempo e às intempéries, acumulando tensão, até que uma hora ela se rompe e desmorona. Uma trajetória abraça a mudança e vive se redirecionando. Embora, a princípio, a estrada possa parecer mais forte, a trajetória é muito mais robusta, durável e persistente.

Cultivar um senso de individualidade forte e resistente significa tratar sua vida como uma trajetória. Exige que você não se apegue demais a qualquer período de "ordem" ou a qualquer caminho específico, o que costuma fazer mais mal do que bem e leva a todas as formas de oportunidades malsucedidas. Uma quantidade esmagadora de evidências científicas demonstra[7] que quanto mais sofrimento — o que os pesquisadores chamam de *carga alostática* — uma pessoa, empresa ou cultura vivencia durante períodos de desordem, maior será sua chance de desenvolver doenças e morrer. Felizmente, a mesma ciência concorda que também podemos ficar mais fortes e crescer com as mudanças, e que grande parte da forma com que navegamos por períodos de desordem é comportamental; ou seja, pode ser desenvolvida e treinada, o que é tratado no restante deste livro.*

---

* Considerei pela primeira vez a diferença entre uma estrada e uma trajetória após ler o ensaio de 1968 de Wendell Berry, "A Native Hill" [Uma colina nativa], que examina as diferenças concretas entre uma estrada e uma trajetória.

Parte I

MENTALIDADE RESISTENTE E FLEXÍVEL

I

Aberto para o fluxo da vida

Aquela viagem prometia ser uma experiência digna de ser lembrada por toda a vida deles, mas por motivos que nenhum deles poderia ter imaginado. Tommy Caldwell, escalador profissional com seus vinte e poucos anos, estava explorando as montanhas remotas do Quirguistão com sua companheira, Beth Rodden, o amigo Jason Smith e o fotógrafo John Dickey, e os quatro também eram competentes escaladores. Já haviam passado alguns dias desde o início da aventura do grupo, e eles estavam nas profundezas do vale de Kara-Suu, uma zona do Quirguistão com imponentes paredes rochosas verticais que lembram o Parque Nacional de Yosemite. Após um longo período de árdua escalada e precisando desesperadamente de descanso, o grupo resolveu bivacar em um portaledge. Bivacar significa acampar a céu aberto, e um portaledge é uma plataforma de alumínio que fica pendente, apoiada na encosta de uma montanha. Suspenso sob as estrelas, lado a lado com o amor de sua vida, Caldwell sentia-se elevado: física, emocional e espiritualmente. O grupo começou a relaxar, ansioso por uma noite de repouso. Entretanto, como diz o velho ditado iídiche, *Mann tracht, un Gott lacht*: o homem faz planos e Deus ri.

Pouco depois de eles terem armado o portaledge, os escaladores começaram a ouvir disparos de arma de fogo lá embaixo. A princípio, presumiram que fosse uma escaramuça entre rebeldes, coisa que não era incomum na região. Todavia, logo mudaram de ideia quando os projéteis começaram a ricochetear nas rochas à sua volta. O sossegado portaledge passara a ser um alvo.

Caldwell, Rodden, Dickey e Smith concluíram que a maior esperança deles seria negociar com os atiradores. Decidiram, portanto, enviar Dickey, o mais velho do grupo, com apenas 25 anos. Assim que ele terminou de descer de rapel até a base da montanha, Dickey se viu diante de três integrantes armados do Movimento Islâmico do Uzbequistão, uma milícia que luta a favor da criação de um estado muçulmano independente no Quirguistão.

Os rebeldes mal falavam inglês, mas deixaram claro que não haveria negociação quanto a deixar os estadunidenses partir. Dickey convocou os outros três escaladores para que descessem a montanha e, assim, começaram a viver essa experiência como prisioneiros. Se havia alguma incerteza quanto à precariedade da situação deles, ela terminou poucas horas após seu confinamento, quando os rebeldes assassinaram um soldado quirguiz a quem também tinham tomado como refém.

Durante os cinco dias posteriores, o grupo percorreu o terreno montanhoso sob a mira dos rebeldes, passando todas as noites caminhando e se escondendo durante o dia, e entrando e saindo de enclaves onde não poderiam ser vistos por integrantes do exército quirguiz. Caldwell e os amigos não recebiam alimentos e eram obrigados a beber água contaminada. Passavam frio, estavam doentes e famintos — apegavam-se a uma esperança tão tênue que, a cada hora que se passava, parecia cada vez mais que ia se despedaçar.

No sexto dia, a situação estava ficando insustentável para todos, inclusive os rebeldes, que resolveram se separar para procurar comida. Um deles deveria levar os escaladores para uma parte isolada da montanha, onde esperariam longe das vistas do exército quirguiz ou de outras possíveis equipes de resgate. Quando começaram a subir, Caldwell, Rodden, Dickey e Smith perceberam que seu captor estava apreensivo na parede da montanha. Sim, ele estava armado, mas quanto mais eles escalavam, mais trêmulo e nervoso o homem ia ficando. Aquela, Caldwell pensou, era a oportunidade deles.

Após muita aflição pensando naquilo durante o que pareceu uma eternidade, Caldwell sabia o que precisava ser feito — o que *ele* tinha que fazer. O grupo chegou a uma escarpa pequena e recortada com uma saliência que mal dava para todos eles. Ainda que uma topografia como aquela fosse familiar para Caldwell, Rodden, Dickey e Smith, era justamente o contrário para o rebelde, que parecia mais preocupado com onde colocava os pés e sua exposição do que com seus prisioneiros. Caldwell reuniu todas as suas forças, físicas e psicológicas, saltou e empurrou o rebelde. *Pá*. O homem caiu, bateu em uma saliência, rolou e sumiu ao despencar da escarpa para a escuridão total e infinita. Revivendo a experiência, Caldwell não conseguia acreditar. "Eu havia acabado de matar uma pessoa. O mundo inteiro desabou em cima de mim de uma vez só",[1] ele se recorda.

Naquele momento, entretanto, não havia tempo para os escaladores processarem o ocorrido. Eles sabiam que o outro captor estava escondido nas proximidades, e os mataria se eles não fugissem. Os escaladores rapidamente se reuniram e correram durante mais de quatro horas até que finalmente chegaram a uma base militar quirguiz, onde receberam alimento e água e, pouco depois, foram levados de helicóptero, deixando as montanhas com destino aos Estados Unidos.

Não demorou para que, após Caldwell chegar à sua casa em Loveland, no Colorado, a ficha começasse a cair diante da enormidade do que havia acontecido. "Cheguei a achar que eu era uma pessoa má", Caldwell se lembra. "Perguntei para Beth: 'Como você consegue me amar depois de eu ter feito uma coisa daquelas?'."

Caldwell não conseguia se afastar do fato de que aquela experiência havia provocado uma mudança significativa dentro dele. Ele já não era mais um escalador amável, descontraído e otimista. Também era uma pessoa que havia assassinado outro ser humano. Ele teve dificuldades em incorporar esse gigantesco evento de desordem a sua narrativa e se tornou uma sombra de sua antiga individualidade otimista e cheia de energia. Seus amigos e familiares mal o reconheciam. Ele tentou tocar sua vida como antes, minimizando e lutando contra a imensidão de sua experiência; no entanto, foi ficando cada vez mais ansioso, distante das outras pessoas e dissociado de si mesmo — ou pelo menos da individualidade que ele achou que tivesse, a pessoa que havia sido. Embora o que acontecera nas montanhas fosse inimaginavelmente difícil, de muitas formas, a consequência era ainda mais difícil. A identidade de Caldwell havia mudado de repente. Aquela fora uma experiência dolorosa e desconcertante.

A mudança é desconcertante

Antes de nos aprofundarmos nas formas de lidar melhor com a mudança, precisamos, em primeiro lugar, reconhecer que a mudança raramente é fácil, se é que algum dia o é. A história de Caldwell é extrema, mas seu principal ensinamento é universal.

Para muita gente, a mudança tende a ser uma fonte de tumulto, confusão e sofrimento cujos efeitos são prejudiciais para nossa saúde, nossos relacionamentos e nossa capacidade de prosperar. Ainda assim, como você logo perceberá, não é tanto a mudança em si que provoca prejuízos, e sim nossa lenta adaptação a ela ou, em alguns casos, nossas teimosas resistência e recusa. Muitas vezes esse é o nosso primeiro obstáculo. Se formos trabalhar com a mudança de uma forma produtiva, precisamos encará-la pelo que ela é — algo que exige que superemos nossas reações condicionadas e adotemos uma mentalidade que aceite, se não compreenda, a mudança como uma coisa inevitável. No restante deste capítulo, defenderei essa mentalidade e começarei a mostrar como desenvolvê-la. Começaremos examinando um estudo inovador que não empregou nada além de um cronômetro e um baralho.

Na metade do século XX, os psicólogos de Harvard Jerome Bruner e Leo Postman mostraram interesse em descobrir como as pessoas percebiam e reagiam a mudanças inesperadas e a incongruências. Naquilo que acabou sendo um experimento marcante publicado em 1949 no periódico *The Journal of Personality*, Bruner e Postman deram a alguns participantes baralhos que continham anomalias: por exemplo, um seis de espadas vermelho ou um dez de copas preto. Uma por uma, as cartas eram mostradas aos participantes. Enquanto alguns deles rapidamente reconheciam e descreviam as cartas anômalas, outros ficavam perplexos. Se os participantes demoravam vinte milissegundos para reconhecer e descrever uma carta normal, podiam demorar de cem a duzentos milissegundos para reconhecer e descrever as cartas anômalas. Para aqueles mais relutantes em ajustar suas preconcepções quanto à aparência das cartas de um baralho, demorou quinze vezes mais que a exposição média a uma carta normal para reconhecer uma carta anômala. "Não consigo ver o naipe. Independentemente de qual seja. Nem parecia uma carta de baralho naquela hora. Não sei de que cor é agora ou se é de espadas ou copas. Nem sei direito como é o desenho em uma carta de espadas. Meu Deus!",[2] exclamou um desses participantes.

Em outro estudo emblemático, realizado aproximadamente na mesma época no Instituto Hanover de Hanover, em Indiana, pesquisadores projetaram óculos com lentes invertidas. Quando os participantes colocavam os óculos, o mundo literalmente virava de cabeça para baixo. Em consequência, eles perdiam totalmente sua função perceptiva e experimentavam dissociação, desorientação e até crises pessoais extremas. Talvez mais do que qualquer coisa, os participantes[3] do experimento relataram sentir-se perdidos.

Esses dois experimentos são considerados fundamentais para o campo das ciências sociais. Desde que foram publicados, muitos outros[4] mostraram que as pessoas enfrentam dificuldades com mudanças inesperadas, sobretudo quando essas mudanças estão intimamente relacionadas ao senso de identidade da pessoa. Isso é verdade no ambiente seguro e controlado de um laboratório, e ainda mais verdadeiro na vida real.

Voltemos a pensar em Tommy Caldwell. Qual foi a experiência dele no Quirguistão, se não ter recebido cartas inimagináveis, uma vida subitamente invertida em seu eixo?

As maiores tradições filosóficas do mundo reconhecem o desafio que é a mudança. Durante mais de dois milênios e meio, o objetivo central do budismo tem sido abordar o sofrimento provocado pelo apego, pela necessidade da pessoa de se apegar demais às suas posses, aos seus planos e ao conceito que ela tem de si mesma em um mundo onde tudo está sempre mudando. O termo em sânscrito *viparinama-dukkha* é traduzido livremente como "a insatisfação que resulta do apego em meio à mudança". Toda a filosofia budista trata de diminuir essa insatisfação, ensinando a aceitar e a trabalhar com a impermanência.

Mais ou menos na mesma época em que o Buda histórico estava desenvolvendo seus ensinamentos sobre viparinama-dukkha, o filósofo chinês da antiguidade Lao Tsé redigia seu manifesto, *O livro do caminho e da virtude*, que se tornaria a pedra fundamental do taoísmo filosófico. Nele, Tsé descreve a vida[5] como uma trajetória dinâmica repleta de incerteza e instabilidade cuja fonte é um fluxo de energia imprevisível. "Se você não descobre a fonte, sai tropeçando em meio à confusão e à dor", ele escreveu.

Para o Ocidente, e alguns séculos depois, prenunciando o que viria a ser a popular oração cristã de serenidade, o filósofo estoico Epiteto apresentou sua dicotomia de controle: embora haja algumas coisas na vida que você é capaz de controlar, há muitas outras que são incontroláveis. O sofrimento, como Epiteto ensinou,[6] nasce da tentativa de manipular o que é incontrolável. Mais recentemente, os filósofos existencialistas — alguns dos mais fantásticos pensadores dos séculos XIX e XX, como Jean-Paul Sartre, Søren Kierkegaard, Albert Camus, Friedrich Nietzsche e Simone de Beauvoir — falaram bastante de algo que chamavam de *dilema existencial*, ou a correnteza de confusão e medo que acompanha a vida em um mundo vasto onde nada é permanente.

Dando um salto para os dias de hoje, já sabemos que resistir à mudança traz não só sofrimento psicológico como também físico. A ciência mostra que, quando você resiste à mudança de uma forma crônica,[7] seu corpo libera o hormônio do estresse, chamado de cortisol, que é associado à síndrome metabólica, à insônia, à inflamação, à perda de massa muscular e a inúmeras outras doenças. Talvez a única coisa que não tenha mudado nos últimos 2.500 anos seja justamente o quanto a mudança é difícil — e o quão inútil e prejudicial à saúde, tanto para o corpo como para a mente, resistir a ela pode ser.

Felizmente, os efeitos da mudança não precisam ser nocivos, basta que saibamos lidar com eles. No experimento de Bruner e Postman, assim que os participantes perceberam e aceitaram as cartas anômalas como parte de uma nova normalidade, a angústia deles evaporou rapidamente. No estudo dos óculos invertidos de Hanover, se os participantes conseguissem superar a confusão inicial e sair da rigidez e da resistência para um estado mais relaxado e aberto, começariam a perceber sua visão invertida e reencontrariam seu rumo. O budismo, o taoísmo, o estoicismo e o existencialismo nos ensinam que uma vida boa, com profundidade e significado, é possível, e até provável, se conseguirmos aprender a aceitar e a trabalhar com a inevitabilidade da mudança inexorável. Enquanto isso, a mesma ciência moderna[8] que comprova os efeitos nocivos à saúde da resistência à mudança também mostra que, se conseguirmos nos livrar de nossa teimosia e rebeldia, a mudança pode realmente promover saúde, longevidade e crescimento. Reúna tudo isso, e um tema comum aparece: o objetivo é se abrir para o fluxo da vida e aceitar a mudança, assimilar as cartas anômalas de nossas próprias experiências e ficar à vontade em um mundo que, às vezes, pode parecer estar de cabeça para baixo.

Com certeza, não é fácil. Se fosse, todos fariam. Contudo, suspeito que a maioria de nós saiba quando estamos resistindo às mudanças em nossa vida, sejam elas boas ou ruins. Se formos perguntar a nós mesmos alguma coisa parecida com "O que está realmente acontecendo neste momento e o que posso fazer a respeito?", costumamos saber bem lá no fundo se estamos nos iludindo ou não. Se esforçar arduamente para inventar uma história ou linha de raciocínio para o que está acontecendo, em vez de responder claramente, é uma boa pista de que talvez haja uma resistência reprimida. Se, entretanto, por mais difícil que seja a princípio, nós conseguirmos nos esforçar para responder claramente, retiraremos um peso enorme dos ombros: o peso da resistência, da negação e da ilusão. Eliminado esse peso, podemos começar um diálogo *com* a mudança em vez de deixarmos que ela seja algo que está *acontecendo* conosco. Essa troca é fortalecedora. Nos transforma em participantes mais ativos de nossa própria vida e nos permite moldar nossa história.

Uma breve — e importante — tangente sobre progresso, resistência e mudança social

Na virada do século XV, os europeus entendiam a Terra como o centro do universo, uma crença que estava intensamente enraizada no dogma religioso da época. A Igreja insistia que Deus havia criado a humanidade e a colocado no centro de tudo. Todavia, na mente de um intrépido matemático e astrônomo, Nicolau Copérnico, aquilo simplesmente não era verdade. Deus poderia até ser onipotente, mas a conta não batia.

Em 1514, Copérnico compartilhou seu elegante modelo do universo com um seleto grupo de amigos. O nascer e o pôr do sol, a movimentação das estrelas e a mudança das estações não se deviam a forças celestes. Deviam-se ao fato de que a Terra girava em torno do Sol. Ele demorou mais 29 anos para concluir a versão final de seu manuscrito, *De Revolutionibus Orbium*, que, em português, recebeu o nome de *Das revoluções das esferas celestes*. Sentindo que sua obra-prima poderia provocar uma reação negativa,[9] Copérnico decidiu, por pura questão de diplomacia, dedicar o livro ao papa então em exercício, Paulo III. Para seu alívio, a Igreja não proibiu o livro,[10] ao menos não imediatamente. Copérnico não viveria para ver se sua teoria seria amplamente aceita. Ele morreu em maio de 1543, dois meses depois de sua publicação.

Das revoluções das esferas celestes ficou em circulação durante tempo o bastante para que outro jovem astrônomo elaborasse melhor sobre o assunto. Nascido em Pisa, na Itália, em 1564, Galileu Galilei era fascinado pelos céus desde muito jovem. Considerando todo o material que leu, a teoria que fazia mais sentido para Galileu foi a de Copérnico. À época, era chamada de *heliocentrismo*, que significa "sol no centro". Durante anos, Galileu aprimorou e divulgou o heliocentrismo. Em 1616, no seu apogeu intelectual, ele foi alvo de uma medida liminar impetrada pela Igreja para que parasse de ensinar o heliocentrismo, sob pena de enfrentar consequências terríveis.

Porém, Galileu não seria dissuadido. Em 1632, ele publicou *Diálogo sobre os dois principais sistemas do mundo: o ptolomaico e o copernicano*, em que defendia categoricamente o heliocentrismo. O livro foi rapidamente proibido, e Galileu, convocado para a Inquisição, um poderoso tribunal criado pela Igreja Católica para erradicar e punir a heresia por toda a Europa e as Américas. Ele foi condenado à prisão domiciliar, condição sob a qual viveu durante dez anos até morrer em 1642.

Essa obra passou 111 anos no índice de livros proibidos. Uma versão altamente censurada foi, enfim, lançada em 1744. A versão original só foi relançada em 1835, mais de duzentos anos após sua primeira publicação. Naquele mesmo ano, a proibição da Igreja[11] referente ao *Das revoluções das esferas celestes* também foi finalmente suspensa. Só podemos torcer para que, se realmente o paraíso existir, Copérnico e Galileu tenham trocado um sorriso quando viram lá de cima milhões de pessoas lendo suas obras, e todos esses milhões estavam em um planeta que, de fato, orbitava o Sol.

Felizmente, muita coisa, *de fato*, mudou nos últimos quatrocentos anos. O método científico, que, em sua essência, se trata de testar as preconcepções de uma pessoa diante da realidade e estar aberto para mudanças, agora é uma forma dominante de pensar em muitas partes do mundo. Mesmo assim, a introdução de novos conceitos ainda causa muitos distúrbios e litígios. Em sua popular obra *A estrutura das revoluções científicas*, o filósofo Thomas Kuhn observa que o progresso científico segue um ciclo previsível: a primeira fase é a normalidade, em que há uma concordância geral sobre a forma como as coisas são. Então, alguém faz uma descoberta que vira de cabeça para baixo a forma estabelecida de pensar, o que muitas vezes leva a uma crise. Segue-se um período de confusão e agitação — o equivalente social a colocar os óculos invertidos de Hanover pela primeira vez — até que, enfim, se chegue a um novo paradigma. Essencialmente, Kuhn descreve o progresso científico como um ciclo de ordem, desordem e reordenação.

Pense na rapidez com que o processo que Kuhn descreve aconteceu, e continua acontecendo, com relação à Covid-19. Menos de dois anos após a propagação de um novo vírus pelo mundo, a ciência havia desvendado os mecanismos de transmissão e o DNA do vírus, resultando em tratamentos e vacinas eficazes. Poderia a ciência ter trabalhado melhor e mais rapidamente? Sem dúvida. Mas quando a gente toma uma certa distância, em comparação com onde estávamos alguns séculos atrás, a aceitação da Covid-19 e a resposta a ela parecem um milagre. Ainda assim, Kuhn observou[12] que quase sempre existe um grupo de pessoas que resiste à mudança até a ruína final e, fazendo isso, deixam bastante sofrimento em seu rastro. Infelizmente, isso é uma coisa que *não* mudou.

Demagogos, autoritários e charlatões prosperam em períodos de mudanças rápidas. Eles oferecem uma ideia falsa de status e segurança para aqueles que não gostam ou se sentem ameaçados pelo que está acontecendo. Representam o passado, lutam para que as coisas voltem ao que eram antes em vez de seguir em frente rumo a algo melhor. Embora a ideia por trás deste livro é que ele seja apolítico, eu seria negligente se não citasse o ressurgimento, por todo o mundo, de líderes totalitários que alimentam e atacam os medos ambíguos do povo, inclusive em meu próprio país, os Estados Unidos da América. Em 2016, nossos habitantes vivenciaram a ascensão de Donald Trump e do "trumpismo", um movimento político definido vagamente por "tornar os Estados Unidos grandes *novamente*" (o destaque é meu).

Embora o trumpismo possa ser perturbador, não é surpreendente. Como vimos anteriormente neste capítulo, muita gente entra em pânico quando recebe cartas anômalas. A ascensão dos direitos LGBTQIAPN+ e das mulheres; as novas utilizações de pronomes; a realidade das mudanças climáticas e os compromissos subsequentes que estamos sendo convocados a enfrentar; o reconhecimento genuíno do legado da escravidão e os esforços em busca de justiça racial; o despertar para a realidade dos custos pavorosos e vergonhosos de leis de controle de armas que são frouxas demais; a adaptação a uma economia com mais tecnologia e automação, e uma porcentagem crescente da população sendo composta por minorias, tudo isso representa cartas que muitos dos habitantes dos Estados Unidos nunca poderiam ter imaginado. O trumpismo e outros movimentos semelhantes tiram vantagem do desconcerto das pessoas, oferecendo-lhes a falsa esperança de que, ao participarem do movimento, conseguirão escapar à mudança, manterão suas condições e permanecerão fortes como estão. É claro que *vale a pena* resistir a algumas mudanças — vem à mente a ascensão de forças malignas como o nazismo — mas combater a ciência básica, os direitos fundamentais, a decência e o liberalismo básicos não faz sentido, sobretudo em uma sociedade que foi fundada sobre esses ideais e funciona suficientemente bem por causa deles.

Não é justamente previsível que, além de subestimar, resistir ou negar todos os desenvolvimentos sociais citados, o trumpismo também tenha subestimado, resistido e negado a Covid-19? Tudo isso faz parte da mesma síndrome subjacente: um medo desenfreado da mudança e uma total falta de disposição em aceitá-la, muito menos em trabalhar com ela de forma produtiva. É o contrário de ser resistente e flexível. É ser fraco e inflexível. (Se vale de alguma coisa, a direita não tem o monopólio do iliberalismo. Determinados segmentos da esquerda política evitam cada vez mais o discurso aberto e distorcem os fatos, embora, em minha opinião, não cheguem nem perto do que faz a direita.)

O trumpismo e movimentos semelhantes podem fazer com que algumas pessoas se sintam mais seguras no curto prazo, mas são uma receita para o desastre no longo prazo, resultando em uma sociedade altamente fraturada com setores regressivos significativos. Lembre-se: a vida *é* mudança. Se você teme a mudança, então, de muitas maneiras, você teme a vida — e o medo crônico se torna tóxico tanto para a própria pessoa quanto para a cultura em geral. Se, contudo, mais pessoas tivessem a habilidade de confrontar a incerteza e a impermanência, não teríamos que nos preocupar tanto com líderes charlatões, demagogos e autoritários. No final das contas, todos compartilhamos a maior origem de incerteza e impermanência: nossa própria mortalidade. Se pudéssemos encarar essa e outras contingências menores com mais coragem, se não precisássemos de bodes expiatórios e líderes autoritários para entorpecer nossos medos, se, em vez disso, conseguíssemos aceitar a mudança de forma mais leve, imagino que isso daria origem a sensações abundantes de compaixão, pertencimento e esperança em vez de extremismo, solidão e desespero.

Chegando à aceitação

Tommy Caldwell, a quem continuaremos a utilizar como estudo de caso neste capítulo em especial, seguiu em frente com a vida. Embora jamais pudesse voltar a ser a mesma pessoa que era antes da experiência no Quirguistão, ele se deu conta de que ainda poderia ter alegrias e que grande parte de sua história ainda seria escrita. Talvez mais do que qualquer coisa, porém, foi escalando grandes penhascos e passando tempo nas alturas o que o ajudou a recuperar sua estabilidade com os pés no chão. Ter metas que se alinhem com seus princípios fundamentais e que minimizem um mundo enorme, pesado e opressor e façam com que ele pareça menor e mais fácil de administrar pode ser uma maneira útil de incorporar mudanças significativas em sua vida e caminhar com confiança para o desconhecido — um tema que exploraremos mais nas partes 2 e 3 deste livro. Para Caldwell, a escalada tinha esse objetivo. Não era uma fuga por completo, pois isso não seria saudável — e, neste caso, impossível. Lembranças, sensações esporádicas de pavor e dúvidas sobre quem ele era e do que era capaz ainda o assombravam. Mas a escalada fazia parte de

Caldwell antes, durante e depois do período que passou como refém, era um fio que percorria toda a sua vida e, assim, proporcionava continuidade. Sem falar que, quando a pessoa está a centenas de metros de altura, resolvendo problemas desafiadores de geometria e física, a única opção é se concentrar no que está à sua frente, estar presente com o que *é*, não com o que foi ou poderia ter sido.

E assim, Caldwell seguiu escalando, gradativamente sentindo-se mais ele mesmo, embora fosse uma nova versão. "Minha maneira de lidar com aquela experiência foi simplesmente voltar ao cavalo e montar novamente", diz ele. "Eu não sabia o que pensar sobre o Quirguistão. Em parte, eu me sentia fortalecido. Meu jeito de pensar foi que, quando a coisa realmente ficou feia, consegui fazer o que precisava ser feito para nos tirar de lá."

Em novembro de 2001, cerca de dezoito meses após a viagem ao Quirguistão, Caldwell e Rodden, que já haviam começado a morar juntos, estavam reformando sua casa nas Montanhas Rochosas em Estes Park, no Colorado. Caldwell, com 23 anos à época, estava construindo um estrado para a nova lava e seca do casal. Estava modelando sarrafos com uma serra de bancada, passando madeira por ela no sentido do comprimento. Subitamente, um pequeno detrito voou do sarrafo. Quando Caldwell foi desligar a serra para investigar o que havia acontecido, percebeu algumas gotas de líquido sobre a superfície preta da bancada. Em seu livro, *The Push*, Caldwell recorda: "Ergui a mão esquerda. O sangue subia borbulhando pelo coto de um dedo como água jorrando de um bebedouro com vazamento. Eu estava vendo o osso branco do meu indicador... O pânico inundou minha mente: como vou conseguir escalar sem o indicador da mão esquerda?".

Uma onda de tontura tomou conta de Caldwell.[13] Ele piscou os olhos algumas vezes e respirou fundo. Precisava encontrar o dedo. "Examinei a bancada da serra, dei a volta correndo pela lateral, tomando cuidado para manter a mão acima do coração enquanto vasculhava o chão. Sem querer aborrecer Beth,virei-me na direção da casa e chamei-a, com a voz firme, *acabei de decepar o dedo. Por favor, venha aqui*."

Rodden correu para fora e viu o dedo de Caldwell ao lado da serra. Ela o retirou de uma pilha de serragem e atirou-o dentro de um saco plástico com fechamento hermético repleto de água gelada. Eles correram para o hospital mais próximo de Estes Park, onde os médicos injetaram em Caldwell o agente anestésico novocaína, colocaram o dedo no gelo e o mandaram para o hospital maior e mais sofisticado da cidade vizinha Fort Collins, a cerca de uma hora de carro. Durante as duas semanas seguintes, os médicos fizeram todo o possível para recolocar o dedo, tentando três cirurgias diferentes. No final das contas, contudo, a medicina moderna não foi párea para a serra de bancada e a anatomia da mão. A complexidade dos ligamentos e terminações nervosas tornou praticamente impossível uma recolocação bem-sucedida.

O indicador é essencial para a escalada de montanhas. A maneira com que se segura uma rocha é colocando o indicador em pequeninas saliências, o que escaladores chamam de "apoios", e envolvendo o polegar sobre o indicador para conseguir um maior apoio. Escalar sem o indicador é o mesmo que jogar basquete sem a mão. É possível, mas difícil imaginar alguém fazendo isso em um nível de elite, sobretudo quando a perda é repentina e ocorre no auge da carreira do escalador, impedindo quaisquer adaptações formativas. Os médicos de Caldwell lhe disseram que ele teria que encontrar uma nova profissão. "Todos ao meu redor, exceto Beth e meus pais, olhavam para mim e imaginavam: 'Acabou para ele. Que tristeza...'", Caldwell se lembra.

Mais uma vez, a trajetória de Caldwell mudara em um instante. Dessa vez, porém, ele identificou mais rapidamente as cartas anômalas que recebeu e não perdeu tempo resistindo a elas ou se desesperando. "Quando voltei a escalar, senti uma alegria surpreendente. Minhas concentração e direção estavam cristalinas", disse ele. "Percebi que não ajudaria em nada ficar pensando no que havia dado errado. Eu dizia a mim mesmo que sofrimento é crescimento. Que o trauma aprimoraria minha concentração. Presumi que ninguém que não fosse da minha família esperava verdadeiramente que eu fizesse um retorno total, uma ideia que achei estranhamente libertadora." Sem dúvida, ele ainda sentia muitas dores físicas e psicológicas, mas aceitou que nunca mais teria o indicador da mão esquerda e voltou a pôr a mão na massa — jogando o mesmo jogo de sempre, porém, com suas novas cartas, incorporando a resistência e a flexibilidade. As escaladas eram árduas e repletas de decepções e contratempos. Manobras simples, que Caldwell antes conseguia executar dormindo, tornaram-se complicadas e difíceis, mas ele persistiu, implacável.

Caldwell não sabia ao certo o quão longe chegaria e não tinha a menor ilusão de que sua deficiência não representaria um problema. Mas ele aceitou seu destino e seguiu em sua trajetória. Talvez não soubesse direito aonde aquilo o levaria, mas estava começando a se acostumar. Caldwell estava se livrando do peso da resistência e se abrindo para o fluxo da vida.

Ter *versus* ser

"Se sou o que tenho e o que tenho está perdido, então, quem sou?",[14] escreveu o polímata Erich Fromm em seu penúltimo livro, *Ter ou ser?*, publicado em 1976. O fato de esse assunto ser tema de Fromm não é surpreendente. Ele estava com setenta e poucos anos enquanto trabalhava no manuscrito. Àquela altura, ele havia sido expulso de sua terra natal e visto os nazistas destruírem-na; casou-se e divorciou-se; transcendeu disciplinas intelectuais e rótulos de psicólogo, psicanalista, sociólogo e filósofo; publicou mais de vinte livros; e, em seus últimos anos, sofreu com diversas doenças graves e testemunhou o declínio e a morte de diversos colegas e amigos. Em suma, Fromm havia vivido uma vida plena e complexa, o que significa que ele havia vivenciado muita impermanência e mudanças.

A principal discussão[15] em *Ter ou ser?* é simples, porém profunda. Quando se opera no modo ter, a pessoa se define pelo que ela tem. Isso a fragiliza, porque esses objetos e atributos podem ser retirados a qualquer momento. "Porque eu *posso* perder o que tenho, fico necessariamente sempre preocupado que eu *venha* a perder o que tenho... Tenho medo do amor, da liberdade, do crescimento, da mudança e do desconhecido", escreve Fromm. Quando se opera no modo ser, entretanto, a pessoa se identifica com uma parte mais profunda de si mesma: sua essência e seus valores fundamentais, sua capacidade de reagir às circunstâncias, sejam elas quais forem. A orientação quanto a ter é estática e intolerante à mudança. A orientação quanto a ser é dinâmica e aberta à mudança. Dada a realidade da mudança inexorável, fica fácil perceber por que a segunda é vantajosa. A chegada à aceitação de Tommy Caldwell exigiu que ele deixasse de *ter* um plano, de *ter* uma inocência juvenil e de *ter* um dedo indicador para *ser/estar* em conversa com a vida e trabalhar com o que quer que fosse que ela fizesse com ele.

Talvez um exemplo mais identificável dos benefícios de adotar uma orientação quanto a *ser* seja o de minha cliente de coaching, Christine. Nos anos anteriores à propagação da Covid-19, Christine trabalhava como diretora de marketing de uma academia que vinha crescendo rapidamente e que seu marido havia fundado com outras duas pessoas. Suas responsabilidades eram amplas e estimulantes, variavam desde o design do site da academia, passando por redação publicitária, planejamento de eventos, integração de novos funcionários e comunicação com os sócios. "Trabalhava-se duro e por muitas horas, mas foi o melhor trabalho que já fiz", diz ela.

Em março de 2020, à medida que a ficha caía sobre a realidade da pandemia, eles foram forçados a fechar as portas da sede física da academia. A equipe de liderança corria e se esforçava, implementando sucessivos planos de resposta à Covid-19, fazendo todo o possível para continuar a oferecer serviços aos clientes mesmo sem um espaço físico operacional. Contudo, quanto mais tempo durava a paralisação, mais claro ficava que a quarentena não duraria apenas três semanas; seria uma nova realidade que duraria meses. Da noite para o dia, a empresa havia passado do modo de crescimento para o modo de sobrevivência, o que significava que não teria condições de manter Christine na folha de pagamento. Entretanto, Christine, que tinha acabado de contrair uma hipoteca com o marido para comprarem sua primeira casa, não tinha condições de trabalhar de graça.

"Renunciar à minha posição de liderança parecia errado — como um abandono", Christine me contou. "Eu não tinha coragem de treinar na academia, porque treinar me lembrava de que eu não era mais a diretora de marketing da empresa. Isso, é claro, me deixou ainda mais inquieta. Durante quase uma década, levantar pesos tinha sido uma de minhas principais formas de lidar com desafios. Agora isso também estava fora de questão. Eu não sabia direito quem eu era ou meu papel ali. Eu estava perdida."

Para o bem ou para o mal, ela não teve muito tempo para se angustiar. Ela e o marido precisavam de dinheiro. Poucos dias depois de ela ter começado a procurar emprego, uma voz dentro da sua cabeça perguntou, "*Por que não experimenta virar escritora?*".

Christine não conseguia se lembrar de uma época em que não adorasse escrever. Enquanto outras crianças queriam ser astronautas, médicas ou veterinárias, ela sempre quis ser escritora. Embora tivesse estudado letras na faculdade, ela disse para si mesma, quando se formou, que escrever não era uma escolha de carreira realista. Ela presumiu que, para ganhar a vida, teria que buscar algo mais seguro. Então, Christine aceitou empregos que vestiam a escrita com o que ela considerava trajes mais práticos. Primeiro, como professora de inglês, ensinando produção textual. Depois, como projetista de conteúdo programático, escrevendo planos de aula. Depois, como diretora de marketing, escrevendo textos publicitários e planos estratégicos. Enquanto ficava sentada durante a quarentena, após ter perdido sem a menor cerimônia seu trabalho "seguro" e "estável", ela percebeu que, embora muitas coisas na vida venham e vão, seu amor pela escrita e seu desejo de se tornar escritora eram forças onipresentes.

Quando Christine me contou isso, perguntei a ela o que tinha a perder. Eu havia visto seus textos, e eram bons. Eu disse a ela que muita gente nunca experimenta porque busca a perfeição quando bom o bastante costuma ser... bem... bom o bastante. Christine não precisou de muito incentivo para abrir seu próprio negócio de redação publicitária e *ghost-writing*. Ela começou aos poucos, divulgando seu trabalho de maneira local e montando um serviço de redação publicitária criativa de luxo.

Hoje, a oficina de redação de Christine vem crescendo, e ela ganhou confiança para começar a dar grandes saltos em seus próprios projetos criativos. Ela também voltou a levantar peso. "O fato de eu estar perseguindo ativamente meu sonho de infância é incrível", ela explica. "É desafiador por si só, mas eu não desistiria desse desafio por nada, nem mesmo pelo trabalho de marketing que tanto amava. Abandonar nossa academia foi doloroso, é verdade, mas, se eu não tivesse feito aquilo, não estaria fazendo isto. E fazer isto, para mim, é viver minha vida em plenitude."

A orientação quanto a *ser* de Christine foi essencial para sua sobrevivência, e até para seu sucesso, em meio a tantas mudanças e incertezas. Ela rapidamente percebeu que sua identidade era mais do que aquilo que ela tinha (a função como diretora de marketing em sua empresa), o que possibilitou que seguisse em frente com resistência e flexibilidade. Essencial para o ser de Christine foi seu valor fundamental de criatividade e seu amor pela escrita, nenhum dos quais poderia ser eliminado. Perto do final de *Ser ou ter?*,[16] Fromm escreve que a verdadeira alegria é "aquilo que vivenciamos no processo de nos aproximarmos do objetivo de nos tornarmos nós mesmos". É exatamente o que Christine está fazendo.

O gatilho da inescapabilidade

Além de optarem por orientar sua vida pelo ser em lugar de ter, tanto Caldwell quanto Christine se beneficiaram do que o cientista comportamental de Harvard, Daniel Gilbert, chama de *gatilho da inescapabilidade*. "É mais provável que procuremos e encontremos uma visão positiva das coisas de que não podemos nos livrar do que das coisas que podemos",[17] escreve Gilbert. "Somente quando não conseguimos mudar a experiência, e percebemos isso plenamente, é que podemos começar a mudar nossa relação com a experiência." Caldwell sabia que nunca mais teria seu dedo. Christine sabia que a Covid-19 não iria desaparecer da noite para o dia. Ficou claro para ambos que não havia como escapar de suas respectivas situações.

Depois que a pessoa aceita determinada coisa como uma realidade imutável no momento presente, ela se dá permissão para parar de desejar que aquilo vá embora ou tentar manipulá-lo em seus termos. Isso permite à pessoa direcionar toda a sua energia para a aceitação e para seguir em frente. O segredo é que a pessoa precisa aceitar *verdadeiramente* sua realidade: não pensar em aceitá-la, não falar sobre aceitá-la, não desejar aceitá-la, mas realmente aceitá-la. Nossa mente detecta muito facilmente quando estamos mentindo para nós mesmos. Isso explica por que as pessoas em situações difíceis — por exemplo, um trabalho que acaba com a alma das pessoas — muitas vezes têm que chegar a uma espécie de fundo do poço, para só depois poderem seguir em frente de fato. Uma pessoa pode dizer para si mesma que aquilo que está fazendo não é bom para ela e precisa parar, mas até que haja sinceridade quanto a isso em todos os ossos de seu corpo, sua energia mental e emocional tenta encontrar uma solução nas condições atuais em vez de imaginar toda uma nova condição. Se, no entanto, conseguirmos reconhecer as verdades duras em vez de nos iludirmos, a recompensa será significativa: uma vida mais rica e com mais significado.

Uma vida profunda e cheia de significado em meio à impermanência

Em 1915, no início da Primeira Guerra Mundial e três anos antes da pandemia de gripe de 1918, Sigmund Freud escreveu um ensaio curto e contundente intitulado "Sobre a transitoriedade". Embora muitas das ideias de Freud tenham sido refutadas desde então, esse ensaio resiste ao teste do tempo. Começa com Freud em uma caminhada pelo campo acompanhado de dois amigos, incluindo um "poeta jovem, mas já famoso", que muitos suspeitam que fosse Rainer Maria Rilke.

"O poeta admirava a beleza da paisagem à nossa volta, mas não extraía disso qualquer alegria. Perturbava-o o pensamento de que toda aquela beleza estava fadada à extinção, de que desapareceria quando sobreviesse o inverno, como toda a beleza humana e toda a beleza e esplendor que os homens criaram ou poderão criar. Tudo aquilo que, em outra circunstância, ele teria amado e admirado, pareceu-lhe despojado de seu valor por estar fadado à transitoriedade", escreveu Freud. Ele prosseguiu, explicando que, embora não contestasse a transitoriedade de todas as coisas, nem das mais belas e perfeitas, contestava o pessimismo e o desdém do poeta. Na verdade, Freud defendia o contrário: o fato de que tudo neste mundo é transitório *aumenta* seu valor. "O valor da transitoriedade é o valor da escassez no tempo. A limitação da possibilidade de uma fruição eleva o valor dessa fruição. Uma flor que dura apenas uma noite nem por isso nos parece menos bela", escreveu ele. Freud compartilhava tudo isso com o poeta, mas não fazia diferença. O poeta não conseguia vivenciar plenamente a beleza à volta dele porque isso também exigiria aceitar a inevitabilidade de sua perda.

O dilema psicológico do poeta é comum e tão antigo quanto o tempo. Nos antigos textos sânscritos existem dois tipos de mudança, *anatta* e *anicca*. Anatta explica que aquilo que você identifica como *você* está sempre mudando. Anicca descreve a natureza em rápida mudança de todas as coisas. Tanto anatta quanto anicca podem ser grandes fontes de sofrimento, e não apenas porque implicam a perda de tudo o que temos de mais caro, mas também porque, se fugirmos dessa perda, nunca vivenciaremos toda a beleza de nos importarmos profundamente com uma coisa ou alguém. Tal como o poeta do ensaio de Freud, se não conseguirmos nos sentir à vontade (ou pelo menos à vontade o suficiente) com o fato de que tudo muda, corremos o risco de passar pela vida mantendo uma distância segura de seus presentes mais emocionantes. Ao tentarmos nos proteger da experiência da mudança, acabamos limitando a profundidade de nossa vida.

Há um ditado no budismo que diz que a vida é cheia de 10 mil alegrias e 10 mil tristezas. Não dá para ter uma sem a outra.

Em janeiro de 2015, o nicho esportivo da escalada conquistou o mundo. Centenas de repórteres foram para o Parque Nacional de Yosemite, nos Estados Unidos. De repente, todos os programas matinais de televisão estavam cobrindo a escalada, assim como o *New York Times* e o *Wall Street Journal*. Dois sujeitos esguios e extremamente cansados aproximavam-se do cume de Dawn Wall, uma via notoriamente difícil que subia por um monólito de granito de novecentos metros de altura, respeitosamente conhecido como El Capitan, ou El Cap, seu apelido. Os escaladores não só escalavam aquela via desafiadora, como o faziam em escalada livre, uma categoria que não aceita nenhum auxílio artificial. Tal façanha nunca havia sido realizada, mas não por falta de tentativas. Muitos dos melhores escaladores da história tentaram escalar o Dawn Wall em escalada livre, e todos falharam. Ninguém pensava que fosse possível. O Dawn Wall era a última joia da coroa da escalada. O peso pesado. Intocável.

Na escalada livre, o escalador tem à disposição apenas um saco de cal, algumas cordas para se proteger contra quedas e os dez dedos dos pés e das mãos — ou, no caso de Caldwell, nove. Durante quase três semanas, Caldwell conduziu seu parceiro,

Kevin Jorgeson, montanha acima. Eles comiam, escalavam e dormiam em um portaledge exposto a todas as intempéries... E repetiam tudo novamente. Foi, de longe, a façanha mais árdua que alguém poderia tentar voluntariamente em todo o Yosemite, talvez em todos os Estados Unidos ou até no mundo. "Essa é a coisa mais difícil que se pode fazer com os dedos, escalar essa via",[18] diz Caldwell no documentário *The Dawn Wall*. "Parece que estamos agarrando navalhas." No entanto, Caldwell parecia não se importar. Escalava com uma intensidade feroz, uma sabedoria arduamente conquistada, consequência de anos de experiência de vida e dificuldades, e não só na escalada.

Na quarta-feira, 14 de janeiro,[19] às 15h25, horário do Pacífico, depois de dezenove dias na montanha, a dupla chegou ao cume, fazendo história, repercutida por todo o mundo. O *New York Times* foi o que melhor descreveu,[20] cobrindo o evento sob a manchete "Perseguindo o impossível, e saindo por cima". À medida que o sol se punha sobre o pico de El Cap, Caldwell estava completamente concentrado, imerso no momento e vivendo a vida ao máximo, aproveitando a vista deslumbrante e aquela sensação espetacular, sabendo que elas também passariam em breve. Os altos, os baixos e tudo mais tinham pelo menos uma coisa em comum: a mudança.

Em seu livro *Death*, o filósofo Todd May defende que, se de alguma forma você pudesse se tornar imortal, sua vida não teria tanto significado. É uma ideia difícil de compreender totalmente, eu mesmo tenho dificuldade em fazê-lo. Entendo que, se vivêssemos para sempre, uma hora ou outra poderíamos ficar entediados ou poderia começar a parecer que havia pouca coisa em jogo.

Mas o planeta é um lugar vasto, e quem sabe o que o futuro das viagens intergalácticas reserva. Acho que levaria algum tempo, pelo menos alguns milhares de anos, para que a vida se tornasse um trabalho árduo perpétuo. Então, em vez de nos concentrarmos na imortalidade, vamos imaginar que pudéssemos viver alguns milhares de anos. Isso certamente parece um bom negócio. Mas mesmo assim, enquanto ainda fôssemos feitos de carne e osso, estaríamos sujeitos a tragédias, como acidentes automobilísticos ou contágios, que poderiam acabar com nossa vida. Para garantir nossa longevidade plena, teríamos de ser cada vez mais cautelosos, talvez tão cautelosos que deixaríamos de aproveitar a vida.

Viver é perder. E é a certeza da perda[21] que dá sentido à vida. O que é a mudança, se não a perda? A perda da inocência juvenil. A perda de um dedo. A perda de um emprego. A perda de um plano. A perda de um amigo. A perda de um amante. A perda de como as coisas eram. A perda de como você imaginou que as coisas seriam. Quando você pondera a mudança dessa maneira pela primeira vez, isso pode deixá-lo incomodado. Passei muito tempo refletindo sobre esse assunto enquanto escrevia este livro, e isso *ainda* me perturba profundamente de vez em quando. É especialmente verdadeiro quando percebo quão rápido meu filho mais velho está crescendo. Como o tempo passou assim? Será que posso clicar em "pausar"? Não posso. Isso me deixa triste, com lágrimas nos olhos.

No entanto, a resistência fútil ou a ilusão superficial não são maneiras de viver. Sim, inevitavelmente sentiremos uma tristeza profunda perante a realidade da perda, talvez às vezes sentindo que nossa vida é terrivelmente pequena e insignificante quando comparada ao pano de fundo infinito do universo em constante mudança. Mas também sentiremos uma gratidão imensa por todas as maravilhas que encontramos e pelo fato desenfreado e improvável de estarmos aqui, para começar. Como um explorador em uma trajetória, quanto mais próximos e mais íntimos ficamos da paisagem em constante mudança, mais bela, interessante e profundamente gratificante se torna a jornada, não apesar de sabermos que ela mudará, mas, assim como Freud apontou de forma tão eloquente, por causa disso.

A primeira qualidade fundamental da flexibilidade resistente é abrir-se para o fluxo da vida. Isso não significa que navegar pela mudança e pela impermanência será fácil. Felizmente, podemos aprender a definir expectativas adequadas e a desenvolver as competências específicas para treinar nossa mente e nosso corpo para esse desafio.

ABERTO PARA O FLUXO DA VIDA

- Adote o pensamento sem dualidade: não isso *ou* aquilo, e sim isso *e* aquilo.
- Negar a mudança pode parecer melhor no curto prazo, mas quase sempre parece pior no longo prazo, pois limita a profundidade, a textura e o potencial de excelência genuína na vida das pessoas.
- Muitos dos nossos problemas, tanto os individuais como os sociais, são consequência da resistência à mudança.
- Somente quando nos abrirmos para o fluxo da vida e chegarmos a uma aceitação genuína da mudança é que as coisas podem começar a entrar nos eixos, fortalecendo-nos para prosseguirmos de forma pragmática e produtiva em nossas respectivas trajetórias.
- Há imensos benefícios em adotar uma orientação baseada em *ser* em vez de *ter*; você fica mais resistente e flexível e menos vulnerável à mudança. As coisas que você possui não possuem mais você.
- Se você se pega batendo contra um muro, considere o gatilho da inescapabilidade: como seria aceitar plenamente a sua realidade como ela é? Como você poderia trabalhar com ela de maneira diferente?
- Sem mudança, nossa existência se tornaria tediosa e chata: se quisermos ter uma vida com significado, a mudança é simplesmente parte do negócio.

2

Espere dificuldades

Em maio de 2021, após quinze meses de lockdown, quarentena, doença e morte, finalmente vimos alguma luz no fim do túnel. Os casos de Covid-19 nos Estados Unidos haviam despencado quase tão rapidamente quanto como decolaram no início. A queda brusca devia-se a uma combinação de vacinação, mudança de comportamento, imunidade de rebanho e calor. Em muitas partes do país, as chances de uma pessoa se envolver em um acidente automobilístico eram maiores do que as chances de contrair o vírus. Enfim, depois de mais de um ano, as pessoas visitavam a família, vizinhos e amigos sem muita, ou praticamente nenhuma, preocupação. Lembro-me bem especificamente do sorriso empolgado que se abriu no rosto do meu filho de três anos quando, pela primeira vez que ele conseguia se lembrar, um de seus amigos veio brincar dentro de nossa casa. "Pessoas podem realmente entrar em nossa casa, na vida real!", ele exclamou, em oposição às experiências que ele havia vivido até ali, de conexões sociais ocorrendo exclusivamente em ambientes abertos ou pela internet.

A ansiedade de minha esposa a respeito de familiares mais velhos e imunodeprimidos baixou de vez. Eu me senti radiante por meus dois irmãos — o biológico e meu melhor amigo —, pois os dois eram médicos em cidades grandes e estavam completamente exaustos devido ao incessante trabalho físico e emocional. Meu livro *A prática para a excelência* seria lançado no outono daquele ano, e comecei a ficar muito ansioso com a possibilidade de participar de eventos presenciais em minhas livrarias preferidas. Como tantas pessoas, eu estava feliz com o retorno ao antigo normal. Havíamos esperado tempo o bastante, ou foi o que achamos.

No início de julho, os casos voltaram a subir. A maioria deles era identificada como da variante Delta, uma variante mais nova, mais contagiosa e potencialmente mais grave. Quando chegou o início de agosto de 2021, as taxas de infecção subiam tão rapidamente quanto haviam subido em qualquer momento durante a pandemia. Qualquer que fosse o indício de normalidade que nos havia sido concedido foi cancelado tão rapidamente como chegara. A variante Delta era um soco no estômago. As pessoas estavam mais arrasadas do que nunca, o que era compreensível; mas não inteiramente lógico.

Não me entenda mal: o agravamento provocado pela variante Delta era uma notícia horrível, porém, no cenário geral, para a maioria das pessoas as coisas ainda estavam objetivamente melhores do que no início da pandemia. As vacinas, milagres científicos que reduziram a taxa de internação e de óbito em uma proporção de dez a vinte vezes, estavam amplamente disponíveis. Novos medicamentos começaram a chegar ao mercado. Os conhecimentos de saúde pública sobre vias de contágio e subsequentes estratégias de mitigação haviam crescido substancialmente. Mesmo assim, a variante Delta foi recebida com desespero. Todos esperavam uma coisa — a diminuição gradual da pandemia —, mas o que aconteceu foi algo completamente diferente.

Como a expectativa altera a realidade

Imagine que um dia de intenso trabalho braçal está chegando ao fim, e você não se alimentou durante o dia inteiro. Você está faminto. Comeria qualquer coisa, mas, se pudesse escolher, comeria sua comida predileta — macarrão ao molho Alfredo. Por volta das cinco da tarde, alguém interrompe seu trabalho e explica que, às seis e meia, um prato generoso dessa comida estará esperando por você, preparado por ninguém menos que um chef renomado da culinária francesa. Sua boca se enche de saliva. Talvez você até faça um beicinho. Se o seu nível de fome estava no nove, agora está em dez. Concentrar-se no trabalho fica cada vez mais difícil, mas você se esforça ao máximo para voltar a ele e concluir a parte daquele dia. Chega o horário. Você se sente faminto enquanto é conduzido para um cômodo com uma mesa de refeições. Saindo da parte de trás, aparece um sujeito irritante do seu bairro, o Billy, o tipo de sujeito que resmunga por nenhum motivo aparente quando passa por você na calçada, sempre com seu cachorro resmungando atrás dele. Billy aparece segurando uma tigela grande com pretzels sem sal e ligeiramente passados. Billy lhe informa que o macarrão que lhe havia sido prometido foi uma brincadeira cruel que ele aprontou para você com o primo, o sujeito que falou com você sobre o prato. Depois, ele sai dali balbuciando "*Bon appétit*". Como você acha que se sentiria? Quando apresentada a essa pergunta, a maioria das pessoas responde que ficaria enfurecida, muito embora sua situação esteja marcadamente melhor do que antes. Afinal de contas, faminto, mas com comida é melhor do que faminto e sem comida nenhuma, ainda que o que esteja sendo oferecido sejam alguns pretzels ligeiramente passados.

Muitas pesquisas psicológicas mostram que nossa felicidade em qualquer momento é uma função da nossa realidade menos nossas expectativas. Quando a realidade coincide com as expectativas ou as supera, nos sentimos bem. Quando a realidade fica aquém das expectativas, nos sentimos mal. Os países que aparecem sempre nas listas dos mais felizes não são necessariamente melhores do que seus vizinhos. Mas os cidadãos desses países tendem a ter expectativas mais modestas. Em um estudo de referências, epidemiologistas da Universidade do Sul da Dinamarca decidiram explorar por que seus cidadãos obtêm regularmente pontuações mais altas do que qualquer outro país ocidental em níveis de felicidade e satisfação com a vida. Suas descobertas, publicadas[1] no *British Medical Journal*, centraram-se na importância das expectativas. "Se a expectativa for irrealisticamente alta, isso pode servir como base para decepção e baixa satisfação com a vida", escrevem os autores. "Embora os dinamarqueses estejam muito satisfeitos, suas expectativas são bastante baixas." Isso contrasta fortemente com tantos outros lugares do mundo ocidental, onde, desde muito jovens, as pessoas são criadas para acreditar que uma versão hedônica da felicidade é o objetivo final e que devem tê-la sempre como expectativa.

Uma característica fundamental que separa a alostase — o modelo novo e mais preciso de mudança — da homeostase — o antigo modelo — é que a alostase apresenta um componente de previsão. Enquanto a homeostase é agnóstica em relação às expectativas,[2] a alostase afirma que, se você nutrir a expectativa de que algo aconteça, sofrerá menos durante o período de desordem que se segue. Por exemplo, a homeostase diz que não importa se você leva um tiro na perna no campo de batalha ou no supermercado, sua resposta será a mesma — você levou um tiro na perna. A alostase reconhece com mais precisão que as respostas serão diferentes. A pessoa que leva um tiro na perna no campo de batalha experimentará menos sofrimento psicológico e até mesmo fisiológico, um fenômeno que pode ser observado até nos hormônios que circulam no sangue. Ao contrário de um consumidor em uma mercearia, na mente do soldado, levar um tiro na perna era uma possibilidade, se não uma expectativa.

Segue-se que uma parte crucial da flexibilidade resistente é definir expectativas apropriadas. Continuaremos, neste capítulo, explorando ainda mais por que as expectativas são tão importantes, investigando a fascinante neurociência de vanguarda. Em seguida, discutiremos três métodos poderosos, concretos e baseados em evidências para definir expectativas apropriadas de uma forma que nos proteja do otimismo cego e da positividade tóxica por um lado, e da desgraça e do desespero por outro. Exploraremos também como a dor e o sofrimento são dois fenômenos semelhantes, porém diferentes, e examinaremos a relação maleável entre eles.

O cérebro é uma máquina de previsões (A neurociência das expectativas)

O motivo pelo qual as expectativas nos afetam de forma tão dramática remete aos circuitos neurais que ligam o córtex pré-frontal (a parte pensante do cérebro que controla a ação voluntária) ao tronco encefálico mais antigo (a parte sensível do cérebro que controla a ação involuntária). Até algumas décadas atrás, a visão predominante na neurociência sustentava que a consciência era, principalmente, o cérebro vivenciando o mundo como ele é. Pesquisas mais recentes — lideradas pelos neurocientistas

Andy Clark, da Universidade de Edimburgo, na Escócia; Jakob Hohwy, da Monash University, em Melbourne, na Austrália; e Mark Solms, da Universidade da Cidade do Cabo, na África do Sul — mostram que o cérebro funciona mais como uma máquina de previsões. O córtex pré-frontal está sempre gerando previsões sobre o que pode acontecer. Essas previsões são enviadas para o tronco encefálico,[3] que, então, prepara o seu sistema mente-corpo para o que for previsto. O cérebro adota essa postura voltada para o futuro por um bom motivo: é muito mais eficiente do que abordar todos os momentos sem nenhuma noção ou viés do que pode acontecer a seguir. Imagine que você está em um aeroporto, atravessando a ponte de embarque, prestes a embarcar em um avião. Sem sua função preditiva, o cérebro teria de estar igualmente preparado para que você caia de um penhasco, dentro de uma piscina ou em meio ao tráfego. Isso seria horrivelmente ineficiente e consumiria toda a sua energia neurológica. No nosso passado evolutivo, isso representaria uma enorme desvantagem em termos de sobrevivência. Hoje em dia, você nunca conseguiria concluir nada.

"O componente de previsão traz à tona a ideia de que os subsistemas neurais funcionam não só com base em sinais reais provenientes de subsistemas que se comunicam, mas também em suas previsões dinâmicas desses sinais em redes organizadas hierarquicamente. Essas cascatas de diversas previsões apresentam a necessidade de processos regulatórios, tanto locais quanto supervenientes, que lidam com sinais de erro, atribuem pesos aos sinais, bem como influenciam a modulação de ganho em outras partes do sistema, em busca de um processamento estável e eficiente em termos de gasto de energia",[4] escreve uma equipe de neurocientistas da Universidade de Gotemburgo, na Suécia, na revista *Frontiers in Human Neuroscience*. Em termos leigos, o cérebro começa com um cenário esperado que é continuamente ajustado para coincidir com a realidade; quanto mais próxima for a coincidência, melhor nos sentimos e menos energia queimamos.

Em um famoso experimento liderado pelo psicólogo Daniel Kahneman, vencedor do Prêmio Nobel, os pesquisadores instruíram os participantes a mergulharem as mãos em água dolorosamente gelada durante sessenta segundos, e depois novamente durante sessenta segundos, mais outros trinta segundos, e durante esse tempo, a água era aquecida de 14 °C para 15 °C. Quando questionados sobre qual tentativa gostariam de repetir, a grande maioria dos participantes disse a segunda, muito embora o desconforto total fosse maior: sessenta segundos de água supergelada mais trinta segundos de água bastante gelada é pior do que apenas sessenta segundos de água supergelada. Mas foi o fato de que as condições foram melhorando gradualmente[5] rumo ao final do segundo caso que levou participantes a escolhê-la. Kahneman e seus colegas replicaram essa descoberta em diversos ambientes. Por exemplo, a maioria das pessoas classifica de forma mais positiva[6] uma experiência em que espera em uma fila lenta durante 45 minutos, e depois a fila acelera nos últimos dez minutos, em comparação com apenas esperar em uma fila lenta durante 45 minutos, muito embora o tempo total de espera seja maior no primeiro caso.

Na primeira vez em que esses estudos foram publicados, em meados da década de 1990, a principal implicação foi que as pessoas atribuem um valor excessivo ao final de uma experiência. Levando em consideração o que conhecemos agora sobre a consciência e a função antecipatória do cérebro, suspeito que o mecanismo por trás disso seja que, durante qualquer experiência, nós desenvolvemos uma expectativa do que acontecerá ao final. Ao final de uma experiência, essa expectativa ou é correspondida (a água gelada permanece igual; assim como quão rápido a fila anda) ou não é correspondida (a água gelada fica ainda mais gelada; a fila passa a andar mais devagar) ou é correspondida além das expectativas (a água gelada aquece; a fila passa a andar mais rápido). Nós preferimos, subjetivamente, quando nossas previsões são correspondidas além das expectativas, mesmo que isso signifique mais ocasiões de sofrimento objetivo no total. Esse é um tema que surgirá repetidamente neste capítulo: *a consciência não é somente a nossa experiência da realidade; é a nossa experiência da realidade filtrada e modulada pelas expectativas que nutrimos.*

Estudos mais recentes comprovam que as expectativas não influenciam apenas a nossa percepção das experiências atuais e a lembrança de experiências passadas; também afetam como abordamos o futuro das formas mais variadas. À primeira vista, isso parece óbvio, mas as implicações são profundas. Por exemplo, quando atletas exaustos e que já estão desabando[7] são informados de que estão perto da linha de chegada de uma corrida, eles começam a se sentir melhor e misteriosamente descobrem que têm mais fôlego — presumivelmente porque seu cérebro, prevendo a linha de chegada logo após a curva, para de poupar energia, permitindo que esvazie seu tanque. Outras experiências comprovam que, quando atletas exaustos enxaguam a boca com um isotônico, eles imediatamente se sentem melhor e têm mais energia. Só há um problema: depois de enxaguar a boca, eles cospem o isotônico. As calorias e os nutrientes[8] não chegam a descer pela garganta dos atletas, muito menos ao seu estômago. Presumivelmente, o cérebro ganha uma provinha do isotônico, prevê que logo será digerido e, subsequentemente, afrouxa o controle sobre a capacidade do corpo de se esforçar. No entanto, se com o passar do tempo os atletas continuarem cuspindo o isotônico, isso deixa de ter um efeito positivo. O cérebro para de associar o isotônico na boca à entrada de calorias. O mesmo se aplica aos atletas que foram informados de que a linha de chegada estava próxima, quando na verdade não estava. Depois que o cérebro descobre o que está acontecendo, os participantes não conseguem mais acelerar. É impossível enganar o cérebro para sempre.

O fato de o cérebro ser uma máquina de previsões é, no geral, algo extremamente vantajoso. Contudo, nos casos em que as expectativas não coincidem com a realidade, ficamos confusos. Quanto maior o descompasso, sobretudo se as expectativas forem mais otimistas do que a realidade, pior será o sofrimento. Isso é verdade não só psicologicamente, como também fisiologicamente. Lembre-se de que uma previsão ruim exige mais energia para a recuperação da sincronia com a realidade. Quanto mais dessincronizadas forem nossas expectativas, mais isso é problemático, uma vez que nosso cérebro e corpo são concebidos para poupar energia. O que vivenciamos como consciência é, de muitas formas, a onipresente cascata de pensamentos e sentimentos que nosso cérebro gera para nos informar se nossas previsões estão ou não no caminho certo. Se forem precisas, nós nos sentimos bem e temos, em geral, pensamentos calmos e felizes. Se forem otimistas demais, entretanto, nos sentimos mal e nossos pensamentos ganham negatividade.

É aqui que reside a fascinante ligação entre a nossa psicologia básica, ou o que muitos chamariam de nossa "mente", e a nossa biologia básica, ou o que muitos chamariam de nosso "cérebro". A equação psicológica que diz que a "felicidade é igual à realidade menos a expectativa" representa essencialmente a precisão de nossas previsões biológicas — ou seja, de nosso cérebro. Fiquei embasbacado quando percebi isso pela primeira vez, e por um bom motivo. Eu não fazia a menor ideia de que minha pesquisa resultaria na unificação da psicologia com a biologia. Foi uma percepção que eu nunca poderia ter previsto, por isso os sentimentos intensos associados.

Retrocedamos ao verão de 2021 e ao surgimento da variante Delta da Covid-19. Ainda que a maioria das pessoas estivesse empiricamente melhor do que no início da pandemia, em vista do anteriormente exposto, é claro que todos se sentiram arrasados. Foi como se alguém nos tivesse dito que estávamos nos últimos metros de uma maratona, e então, bem quando estávamos acabando com todas as nossas reservas e chegando às passadas finais, nos fizesse retornar à metade. No outono daquele mesmo ano, escrevi um pequeno artigo fazendo exatamente essa analogia. Um leitor astuto respondeu: "Acertou quase em cheio, com uma exceção flagrante: a Covid-19 não é como uma maratona; parece mais uma ultramaratona em que não sabemos onde fica a linha de chegada".

Esse comentário inteligente vai além da Covid-19. Lembre-se da introdução deste livro, que o adulto médio vivencia 36 grandes perturbações na vida. Em muitos aspectos, toda a nossa existência é como uma ultramaratona em que não sabemos nem onde fica a linha de chegada, nem quais obstáculos surgirão ao longo da caminhada. A questão gritante, então, é: como será possível correr essa corrida?

Otimismo trágico

Serge Hollerbach nasceu em Leningrado, na Rússia, em 1923. Aos dezessete anos, matriculou-se em uma escola de ensino médio para adolescentes criativos que integrava a Academia de Belas Artes de Leningrado. Seis meses após sua data de matrícula, em junho de 1941, as forças alemãs invadiram e forçaram Serge e muitos outros russos a trabalhar como operários em fábricas nazistas. Ele sobreviveu a esse período e, após o fim da guerra, matriculou-se na Academia de Belas Artes de Munique. A Segunda Guerra Mundial abalou Hollerbach profundamente, eviscerando qualquer inocência que algum dia ele pudesse ter tido. No entanto, ele continuou otimista em relação à vida, em grande parte devido ao seu amor pela arte, o que representava a realidade, mas também lhe dava a oportunidade de transcendê-la. Ele encontrou prazer e significado expressando-se de forma criativa.

Na Academia de Belas Artes de Munique, Hollerbach estudou o expressionismo, um estilo visual que apresenta o mundo de um ponto de vista subjetivo, tentando reproduzir a forma com que uma pessoa vivencia a realidade, e não a realidade em si. Alguns exemplos bastante conhecidos do expressionismo são as obras *A noite estrelada*, de Vincent van Gogh, e *O grito*, de Edvard Munch. Em seus últimos anos, Hollerbach se apoiou profundamente em sua educação expressionista, mas por razões que ninguém poderia ter previsto.

Em 1949, Hollerbach imigrou para os Estados Unidos e se estabeleceu na cidade de Nova York. Lá, ele alcançou sucesso como artista, produzindo uma série de pinturas em caseína e aquarela, que estavam em diversas coleções de museus, incluindo a Galeria de Arte da Universidade Yale, o Instituto Butler de

Arte Americana e o Museu de Arte da Geórgia. Hollerbach ficou famoso por uma abordagem única à pintura que combinava técnicas expressionistas com sensibilidades ousadas e realistas para transmitir a essência da experiência humana. Seu trabalho recebeu muitas honrarias, incluindo a medalha de ouro da American Watercolor Society em 1983 e medalhas de prata em 1989 e 1990, a medalha de prata da Audubon Artists em 1983, o medalhão de ouro da Grumbacher em 1988, a medalha de ouro da Allied Artists of America em 1985 e 1987, e o primeiro prêmio na exposição The Rocky Mountain National Watermedia em 1986 e 1987. Além de suas exposições e trabalhos comerciais, ele também lecionava na National Academy of Design.

Em 1994, aos 71 anos, a visão de Hollerbach começou a se deteriorar. Pouco tempo depois, ele foi diagnosticado com degeneração macular, uma doença que normalmente afeta idosos, destruindo sua visão central, prejudicando sua visão periférica e deixando a maioria de suas vítimas cega. O declínio de Hollerbach foi rápido. Embora uma cirurgia tenha por fim lhe restabelecido a visão, a doença teve um impacto grave, deixando Hollerbach sem nenhuma visão central e incapaz de distinguir quaisquer detalhes — ele conseguia ver apenas formas grandes e gerais. "Bem, consigo ver seu rosto, mas tenho que me aproximar muito. Mas não conseguiria fazer seu retrato, nem um desenho de você. Vejo tudo embaçado. Fora de foco", ele lembrava. Hollerbach, o magistral artista visual que fez seu nome percebendo detalhes finos que ninguém mais percebia, foi declarado legitimamente cego.

Ele ficou extremamente frustrado por ter perdido a capacidade de perceber complexidades, sobretudo considerando o prazer que sentia em pintar temas humanos. Mas também percebeu que não podia fazer nada para recuperar a visão. Toda resistência seria inútil. Em vez de se desesperar, ele decidiu enfatizar a qualidade expressionista de seu trabalho e deixar o realismo de lado. Rapidamente parou de tentar retratar o que via à sua frente e passou a pintar o que via dentro de si, o que chamou de depender de seu "olho interno". Isso, disse ele, possibilitou que transmitisse "o que há de mais importante na vida".

Em vez de desistir da pintura quando sua visão declinou bruscamente, Hollerbach adaptou sua relação com a arte, acabando por chegar a algo que talvez parecesse ainda mais autêntico do que sua antiga abordagem realista. Hollerbach não considerava[9] sua perda de visão uma coisa positiva, mas tampouco a via como uma coisa inequivocamente negativa. "É uma coisa muito triste, mas não é uma grande catástrofe", ele explicou. "De certa forma, minha deficiência visual me deu um novo rumo. Eu não diria que é uma bênção, mas me deu um novo lugar. Acho que ela me levou de volta ao que eu poderia ter sido."

O termo "otimismo trágico" foi cunhado por outro sobrevivente da Segunda Guerra Mundial, Viktor Frankl, psicólogo judeu de Viena que sobreviveu aos campos de extermínio nazistas. Frankl é mais conhecido por seu livro[10] *Em busca de sentido*, publicado pela primeira vez em 1946. Essa obra é, em parte, um livro de memórias sobre o Holocausto, e em parte um texto de psicologia. A segunda metade do livro constrói as bases para o que se tornou a psicoterapia existencial, o sistema de Frankl para encontrar realização e significado, mesmo nas circunstâncias mais tenebrosas. Foi traduzido para mais de cinquenta idiomas, vendeu mais de 16 milhões de cópias, e é considerado leitura obrigatória para qualquer estudante da natureza humana.

O que a maioria das pessoas não sabe é que, em meados da década de 1980, Frankl escreveu um posfácio para o livro, um pequeno ensaio que intitulou "Tese sobre o otimismo trágico", em que Frankl observa que a vida reúne três variedades inevitáveis de tragédia: a primeira é a dor e o sofrimento, porque somos feitos de carne e osso; a segunda é a culpa, porque temos uma liberdade relativa para fazermos escolhas e, assim, nos sentimos responsáveis quando as coisas não acontecem como esperávamos; e a terceira é a nossa capacidade de olhar para o futuro, porque temos que encarar o fato de que tudo o que prezamos, inclusive nossa própria vida, acabará por mudar ou terminar. Muito embora vivamos com essas três variedades inevitáveis de sofrimento, a sociedade ocidental exerce uma enorme pressão sobre todos para que sejam implacavelmente felizes. Na melhor das hipóteses, isso é equivocado; na pior, é perigoso. Como colocado anteriormente, expectativas otimistas demais são uma causa comum de decepção e angústia. Enquanto isso, julgar-se por se sentir deprimido ou internalizar a ideia de que você tem algum problema quando está triste (ou que a tristeza é uma fraqueza) só torna ainda mais difícil passar por o que quer que você esteja passando.

Na minha própria experiência, a pior maneira de ser feliz é tentar ser feliz o tempo todo, ou pior ainda, presumir (e nutrir essa expectativa) que você tem que ser. Suspeito que muita gente não perceba o pesado fardo emocional que carrega ao absorver um sistema de valores que diz, implicitamente e às vezes até explicitamente, que devemos ter sempre uma atitude positiva e otimista — muito embora a tristeza, o tédio e a apatia sejam partes inevitáveis da experiência humana. Também suspeito que grande parte do julgamento que impomos a nós mesmos, e da impaciência e das críticas que impomos aos outros, advenha do fato de carregarmos o peso desse padrão impossível. Em um estudo que incluiu mais de 70 mil pessoas[11] de todo o mundo, publicado em 2022 no periódico *Journal of Personality and Social Psychology*, os pesquisadores descobriram que a experiência de felicidade e realização das pessoas está relacionada com a precisão de suas expectativas. Em vez de colocar a felicidade imperturbável em um pedestal e torná-la o nosso objetivo primordial, talvez devêssemos adotar o otimismo trágico.

Primeiramente, uma definição: otimismo trágico é a capacidade de manter a esperança e encontrar significado na vida apesar da dor, da perda e do sofrimento inevitáveis. Trata-se de reconhecer, aceitar e nutrir a expectativa de que a vida contém dificuldades, que às vezes a impermanência traz angústia e, mesmo assim, devemos prosseguir com uma atitude positiva. Com o otimismo trágico, se uma situação não se desenrolar tão mal quanto você imaginou, você se surpreenderá positivamente. Se uma situação se desenrolar tão mal quanto você imaginou, você estará preparado e equilibrado. Pesquisas comprovam que as pessoas que encaram a vida com uma mentalidade de otimismo trágico — sobretudo aquelas que já esperam sua devida dose de mudanças e dificuldades — têm respostas físicas e psicológicas mais vantajosas ao estresse. Elas sentem menos dor, ganham mais coragem e têm uma probabilidade maior de avançar com sucesso após uma perturbação. Basta pensar em quantas vezes uma criança que está aprendendo a andar cai durante esse aprendizado. Ela pode até ficar com vários machucados e hematomas, mas, com certeza, não sente tanta dor nem se sente desanimada como aconteceria com um adulto. Nessa fase do desenvolvimento, crianças dessa idade não esperam que nada aconteça sem um grande esforço e, portanto, estão preparadas para enfrentá-lo.

É válido deixar bem claro que o otimismo trágico não se trata de buscar ativamente o sofrimento. Falo com muita convicção que, se pudermos evitar o sofrimento, devemos fazê-lo. Em vez disso, o otimismo trágico procura entender a inevitabilidade do sofrimento, entender que a vida nos dá muito treino por si própria e também que geralmente temos pelo menos algum livre-arbítrio sobre como o encaramos. "Está dizendo que o sofrimento é indispensável para a descoberta do significado? De maneira nenhuma. Só insisto que o significado está disponível apesar — ou melhor, mesmo por meio — do sofrimento, contanto que o sofrimento seja inevitável", escreveu Frankl. "Se for possível evitá-lo, a coisa mais significativa a fazer é remover a causa do sofrimento, pois o sofrimento desnecessário é mais masoquista do que heroico. Se, por outro lado, uma pessoa não consegue mudar uma situação que lhe causa sofrimento, ainda assim ela pode escolher sua atitude." Isso, claro, foi exatamente o que Frankl fez[12] na condição de sobrevivente do Holocausto, e o que Hollerbach fez em resposta à sua cegueira.

Uma teoria científica sobre por que o otimismo trágico funciona

O trabalho de Frankl sobre otimismo trágico antecedeu as descobertas mais recentes da neurociência sobre o cérebro preditivo. Porém, ciente do que sabemos agora, desejo apresentar um argumento que explique por que o otimismo trágico é uma perspectiva tão eficaz. Se você espera que a vida seja difícil e prevê que será, não se surpreenderá quando for — o que, por si só, já facilita a vida e também aumenta suas chances de encontrar equanimidade e significado em meio às mudanças e às dificuldades. Outro exemplo poderoso do pensamento sem dualidade, o otimismo trágico nos ensina que a vida pode ser triste *e* significativa, que podemos vivenciar dor *e* alegria, que a mudança pode trazer angústia *e* esperança, e que a impermanência representa tanto fins *como* começos. No mínimo, o otimismo trágico é uma forma mais precisa de conceituar um mundo confuso, repleto de complexidades e contradições. E como aprendemos, o cérebro prefere concepções e expectativas que sejam precisas.

É também inerente ao otimismo trágico aceitar quaisquer emoções que você sinta em resposta à mudança e à desordem. Por exemplo, após o Onze de Setembro, muitas pessoas relataram, compreensivelmente, sensações cada vez maiores de medo, ansiedade, depressão, pavor e desespero. Mas essas emoções eram mais debilitantes e persistentes para alguns do que para outros. Uma equipe de pesquisadores da Universidade da Carolina do Norte em Chapel Hill e da Universidade de Michigan em Ann Arbor decidiu ir atrás do porquê. Descobriram que as pessoas mais resilientes reconheciam e sentiam plenamente o horror do que havia acontecido. Elas experimentaram os mesmos níveis[13] de tristeza, estresse e pesar que as pessoas menos resilientes, mas também foram capazes de abrir espaço para emoções como amor e gratidão.

Esse estudo é um dos muitos que mostram que o otimismo trágico é uma qualidade útil não porque entorpece a dor ou transforma a pessoa em uma Poliana, mas porque amplia sua abertura interior, criando espaço para que a pessoa detenha uma ampla gama de sentimentos — o que é uma "expectativa precisa" do que significa ser humano. O otimismo trágico diz que ainda é possível curtir um passeio pela mata no mesmo dia em que algo terrível acontece no mundo. Também diz que é possível a pessoa ficar triste e deprimida, mesmo que haja muita coisa boa acontecendo em sua vida. Em muitos dias, uma pessoa sentirá todas essas emoções — não porque ela tenha algum problema, exatamente o oposto: porque todas essas emoções fazem parte até mesmo da existência humana mais comum. O que muda com o otimismo trágico é que toda a repressão, ilusão, autojulgamento, ruminação e desespero habituais ficam para trás. Essa perspectiva abre espaço para a pessoa se comprometer com uma esperança sensata e confrontar suas circunstâncias com ações sensatas, conceitos que abordaremos a seguir.

Esperança e ação sensatas

No cerne da psicologia budista estão alguns textos antigos em páli e sânscrito. Neles, a palavra *dukkha* aparece repetidamente. A primeira nobre verdade do budismo, a premissa subjacente a toda a filosofia, é *dukkha-satya*, ou "a verdade de *dukkha*". Hoje, a palavra *dukkha* é costumeiramente traduzida como "sofrimento", mas essa tradução não é exata. *Du* é o prefixo para "difícil" ou "complicado" e *kha* significa "enfrentar". Reunindo-os, temos[14] que *dukkha* realmente significa "difícil de enfrentar". Ao contrário do que muita gente imagina, a primeira nobre verdade do budismo não ensina que a vida é sofrimento; na verdade, ensina que a vida é repleta de coisas que são difíceis de enfrentar. Talvez o sofrimento seja o subproduto mais comum de *dukkha*, mas não é a definição exata.

Que a vida é repleta de coisas que são difíceis de enfrentar era verdade na era do Buda, 2.500 anos atrás, e continua sendo até hoje. Entre os exemplos, temos doenças ou lesões físicas, mudanças climáticas, ameaças à democracia, uma pandemia global e o declínio que chega com a idade, só para citar alguns. Diante de todas essas *dukkha*, duas atitudes tendem a prevalecer. Algumas pessoas optam por enterrar a cabeça na areia, se iludir ou expressar uma positividade tóxica. Outras optam por ser excessivamente pessimistas ou desesperadas. Essas duas atitudes são fáceis de adotar porque isentam a pessoa de fazer qualquer coisa. A primeira nega que haja qualquer problema; e se não há problema, não há razão para preocupações, nada a mudar. A segunda assume uma postura tão sombria que basicamente diz que qualquer ação seria inútil, então, por que se preocupar? É um caminho rápido para a desesperança e o niilismo. Nenhuma dessas atitudes é particularmente útil. Mas em algum lugar no meio delas existe uma terceira via, uma abordagem que é uma extensão natural do otimismo trágico: comprometer-se com a esperança e com a ação sensatas.

A esperança e a ação sensata exigem que você aceite e veja claramente uma situação pelo que ela é, e então, com a atitude esperançosa necessária, diga: *Ora, é isso que está acontecendo agora, então vou me concentrar nas coisas que posso controlar, tentar não ficar obcecado com o que não posso controlar e fazer o melhor que eu puder. Já enfrentei outros desafios e outras épocas de dúvida e desespero, e sobrevivi para contar a história.*

A esperança e a ação sensatas não são meras trajetórias para uma pessoa se envolver de forma produtiva em mudanças e desordem e influenciá-las. Também servem de apoio à saúde mental e física. O desamparo e a desesperança estão associados à depressão clínica e ao declínio físico. A positividade tóxica, entretanto, está associada ao aumento dos níveis do hormônio do estresse chamado cortisol, que leva à hipertensão, cefaleia, insônia, obesidade e muitas outras doenças modernas (porque a ilusão exige muito esforço). Se, no entanto, pudermos reagir com habilidade[15] a mudanças difíceis de enfrentar, se pudermos reagir com esperança e ação sensatas, então, diminuiremos nossas reações desajustadas e, em consequência disso, nos tornaremos mais resilientes.

Em 1985, um jovem chamado Bryan Stevenson formou-se em Harvard com mestrado em políticas públicas e doutorado em direito. Sua atração pelas leis estivera sempre enraizada na proteção dos direitos civis e na prestação de uma justiça equitativa. Ele se tornou advogado assistente do Centro Meridional de Direitos Humanos de Atlanta, na Geórgia, uma organização que defende réus que podem ser condenados à pena de morte e prisioneiros que já estão à espera da execução.. Em 1989, após alguns anos trabalhando com condenados no extremo Sul, Stevenson fundou a Equal Justice Initiative (EJI — em português, Iniciativa de Justiça Igualitária), uma organização de direitos humanos, em Montgomery, no Alabama, dedicada a acabar com o encarceramento em massa e proteger os direitos dos mais vulneráveis nos Estados Unidos, como aqueles no corredor da morte. Para onde quer que Stevenson olhasse, ele via injustiça, brutalidade e sofrimento. Tentar proporcionar uma força contrária a isso passou a ser o trabalho de sua vida.

Durante as três últimas décadas, Stevenson e a EJI venceram enormes desafios jurídicos, eliminando sentenças excessivas e injustas, libertando prisioneiros inocentes do corredor da morte, confrontando o abuso contra os encarcerados e doentes mentais e ajudando crianças que estavam sendo processadas como adultos. Stevenson defendeu e ganhou vários casos na Suprema Corte dos Estados Unidos (o órgão do Judiciário equivalente ao Supremo Tribunal Federal, no Brasil), incluindo uma decisão histórica de 2012 que proibiu a prisão perpétua obrigatória sem direito à liberdade condicional para crianças e adolescentes com dezessete anos ou menos no momento da condenação. Ele obteve reformas de sentenças, provimentos ou revogações de prisões para mais de 135 prisioneiros injustamente condenados que estavam no corredor da morte e ajudou outras centenas. Por seu trabalho de representação de populações extremamente desfavorecidas e marginalizadas, Stevenson ganhou o prêmio Genius da Fundação MacArthur e inúmeros outros prêmios e honrarias. Seu livro de memórias de 2014, *Compaixão: uma história de justiça e redenção*, estreou imediatamente na lista dos mais vendidos do *New York Times* e ganhou as telas do cinema com o título *Luta por justiça*, com o ator Michael B. Jordan escalado para representar seu papel. Além de seu trabalho como advogado, Stevenson também é professor na Faculdade de Direito da Universidade de Nova York, e liderou o tombamento de dois patrimônios culturais em Montgomery, ambos dedicados à relação entre escravidão, segregação e encarceramento em massa.

Stevenson teve uma carreira tão produtiva quanto a de qualquer outra pessoa. Suas realizações seriam extraordinárias em qualquer área, mas são especialmente notáveis em sua linha de trabalho devido aos desafios assustadores que enfrenta. Defender réus que podem ser condenados à pena de morte é algo que coloca o advogado bem no centro de uma dor e um sofrimento inimagináveis. Existem aqueles que são acusados falsamente e os que são acusados legitimamente; as famílias dos réus e as famílias das vítimas; e os inúmeros exemplos de racismo e outras formas de discriminação presentes no sistema. Por isso, para a proteção de sua saúde física e emocional, muitos defensores públicos guardam uma distância segura de seus clientes, mas Stevenson trabalha diferente. Ele fica íntimo deles.

"Acredito que todos somos mais do que a pior coisa que já fizemos. Não acho que, se uma pessoa conta uma mentira, ela é simplesmente uma mentirosa. Não acho que, se uma pessoa chega até a matar uma outra, ela é simplesmente uma assassina. E acredito que a justiça exige que vejamos as outras coisas que cada pessoa é. E se o advogado não fica íntimo o bastante para ver quais são essas outras coisas, ele não está fazendo um trabalho muito bom",[16] diz Stevenson, que é conhecido por visitar cadeias e penitenciárias e passar horas e mais horas com réus, ouvindo suas histórias, afirmando sua humanidade e lhes oferecendo dignidade.

Stevenson não se deixa iludir pelos problemas graves de nosso moderno sistema de justiça. Tampouco se ilude que algumas das pessoas que defende sejam culpadas de crimes hediondos, e a maioria deles é consequência de condições hediondas. Sua proximidade com *dukkha* acaba com qualquer chance de ingenuidade ou cegueira voluntária. Ainda assim, ele não se deixa envolver pelo niilismo ou pelo desespero crônico. Sintetizando a esperança e a ação sensatas, Stevenson afirma que "em última análise, estamos falando sobre a necessidade de sermos mais esperançosos, mais comprometidos e mais dedicados aos desafios básicos do que é viver em um mundo complexo". A inovação, a criatividade e o desenvolvimento[17] se originam não somente das ideias que ocupam nossa mente, diz ele, "mas que também são abastecidas por alguma convicção em nosso coração. E é essa ligação da mente com o coração que eu acredito que nos diz para estarmos atentos não só a todas as coisas brilhantes e deslumbrantes, mas também às coisas sombrias e complicadas... Existem, definitivamente, dias difíceis, dias complicados, dias dolorosos, mas fico muito grato por ter visto a justiça ser feita, por ter visto a verdade prevalecer, e isso é uma coisa maravilhosa".

A história de Stevenson é um exemplo extremo de esperança e ação sensatas, e foi exatamente por isso que optei por incluí-la. Há muito a aprender com os extremos. Se Stevenson consegue demonstrar esperança e ação sensatas nas condições em que trabalha, então nós também podemos fazer isso em nossa própria vida. Também vale a pena salientar, para começo de conversa, o quanto é triste que o sistema de justiça atual exija o trabalho heroico de Stevenson. Porém, repetindo, é exatamente por isso que a história dele foi incluída. Manter a esperança pode exigir muito esforço, sobretudo nas circunstâncias em que mais precisamos dela. Muitas coisas em nosso mundo são disfuncionais; a *dukkha* é aparentemente infinita. Encará-la é desafiador, mas a alternativa — a inércia, seja devida à cegueira voluntária ou ao desespero — é indubitavelmente pior. Se quisermos ter uma chance mínima de melhorar um mundo arruinado, não podemos nos tornar pessoas arruinadas.

Será que isso significa que todos precisamos fazer o trabalho que Stevenson faz e no mesmo nível dele? Não. Mas o que ele faz deveria nos inspirar a confrontar as dificuldades de nossa própria vida com esperança e ação sensatas, a primeira criando a oportunidade para a última. Quando esperamos que a vida seja difícil, mas mantemos a mente e o coração abertos para a alegria e as possibilidades, quando abraçamos o otimismo trágico e o acompanhamos com esperança e ação sensatas, nós nos blindamos para trilhar nossas trajetórias para onde quer que nos levem, mesmo que isso signifique entrar nas masmorras do corredor da morte.

A esperança, escreve o filósofo moral Kieran Setiya,[18] "mantém viva a fagulha da ação potencial". A ação é essencialmente impossível sem a esperança, pois não haveria nenhum motivo para fazer qualquer coisa se não fosse pelo menos por alguma crença de que isso possa dar frutos. O que torna a esperança e ação sensatas tão difíceis, então, é que elas nos deixam vulneráveis a ainda mais dor e sofrimento se as coisas não saírem como planejamos. Elas nos forçam a entrar no jogo de corpo e alma. Contudo, pensando melhor, não é esse o motivo de estarmos vivos?

Sofrimento é igual a dor vezes resistência

Imagine que você está com dor na região lombar. Atribuindo uma nota de um a dez, você diria que a dor chega a seis. Agora, imagine que você fica muito desapontado com a dor. Fica chateado por ela estar acabando com o seu dia e, pior ainda, preocupado por não poder fazer trilha com seus amigos no fim de semana, como haviam planejado. Não faz diferença que o ibuprofeno e o paracetamol que acabou de tomar não estejam surtindo efeito. Sua preocupação entra rapidamente em uma espiral de catástrofe, e você teme que a dor nunca mais passe. Você começa a acreditar que talvez fique se sentindo assim para sempre. Além da nota seis para a dor que está sentindo, agora você adicionou uma nota sete de resistência. Só que a resistência não é adicional à dor; costuma ser um multiplicador. Em outras palavras, sofrimento não é igual a dor: sofrimento é igual a dor vezes resistência. Nesse exemplo, você tem uma nota 42 de sofrimento — ou seja, uma nota seis de dor multiplicada por uma nota sete de resistência. Quanto mais resiste à sua dor, mais exponencialmente o seu sofrimento cresce. Felizmente, a mesma conta funciona no sentido oposto. Seguindo com o exemplo, se for possível diminuir sua resistência para uma nota três, seu sofrimento total cairia para dezoito — a nota seis de dor é multiplicada pela nota três de resistência. Embora essa equação talvez não seja matematicamente perfeita,[19] pesquisas demonstram que é conceitualmente precisa.

Levemos em consideração a Clínica Mayo e seu mundialmente famoso Centro de Reabilitação da Dor. Pessoas de todo o mundo viajam até Rochester, no Minnesota, para se submeterem ao tratamento que ela oferece, muitas vezes em uma última tentativa de eliminar o sofrimento após todo o resto ter fracassado. Pacientes chegam com uma ampla gama de dificuldades, incluindo dores crônicas nas costas, fibromialgia, cefaleia, neuropatia, síndrome da fadiga crônica e todas as espécies de distúrbios digestivos. O programa se baseia em uma abordagem multifacetada que inclui fisioterapia, terapia cognitiva, terapia comportamental, *biofeedback* e educação. O objetivo final do programa não é eliminar as dores dos pacientes, e sim eliminar o desejo avassalador que eles sentem de eliminar suas dores. Isso começa com eles ajudando os pacientes a reduzir gradualmente o consumo de opioides e outros medicamentos, e termina com os pacientes aprendendo a atualizar suas expectativas com relação à dor e a aceitar que sentir alguma dor é normal, diminuindo, assim, sua resistência. Um objetivo central do programa é parar de tratar como catástrofe o desconforto e aumentar gradualmente a quantidade de atividades das quais os pacientes podem participar.

Cathy Jasper sabe disso em primeira mão. Assim que fez sessenta anos, ela começou a sentir sintomas estranhos que aumentaram rapidamente em quantidade e intensidade, entre eles memória fraca, fraqueza do lado esquerdo do corpo, uma dor fortíssima nas costas e alodinia, ou dor provocada por atividades que não costumam causar desconforto. A alodinia ficou tão ruim que impedia Jasper de abraçar o marido, de colocar o cotovelo sobre a mesa e, depois de algum tempo, até de comer. Os sintomas duravam cerca de um mês, sumiam por vários meses e depois voltavam, aparentemente de forma aleatória. Durante um período particularmente difícil, ela também começou a convulsionar, ficou debilitada e perdeu quase treze quilos.

Jasper procurou em todos os lugares uma explicação para tudo que acontecia com ela. Buscou atendimento com vários médicos, passou por uma avaliação em um centro de epilepsia e começou a tomar medicamentos alternativos, suplementos e óleo de canabidiol para aliviar seu desconforto. Depois de dois anos sofrendo dessa forma, ela foi diagnosticada com síndrome de sensibilização central, uma doença em que o sistema nervoso central amplifica sinais que são enviados aos córtices sensoriais e motores do cérebro, desencadeando uma série de sintomas desconcertantes. Depois de receber o diagnóstico, ela procurou o Centro de Reabilitação da Dor da Clínica Mayo.

Uma parte particularmente eficaz do tratamento no caso de Jasper — e também para muitos outros participantes do programa — é chamada de *exposição gradual ao exercício*. Nela, os pacientes convencidos de que sua dor os impede de participar de determinadas atividades são gradualmente expostos a essas atividades, tudo sob a supervisão de terapeutas ou médicos. Na maioria dos casos, eles percebem que, se conseguirem superar o bólus inicial de dor, começam a se acostumar e a se sentir bem, se não melhor. Com o passar do tempo, são expostos a desafios cada vez maiores. "A dor é um sinal de alerta do cérebro de que a pessoa tem medo de se machucar", diz David Brown, fisioterapeuta do programa. "Mas às vezes o cérebro envia erroneamente esses sinais de dor. Essa abordagem de exercícios graduais[20] treina novamente o cérebro para que ele entenda que é seguro se movimentar", diz ele.

Brown explica que, no caso de Jasper, "ela tinha muitas expressões verbais e faciais de dor. Ela não só evitava as atividades diárias por causa da dor, como também havia se afastado das atividades sociais devido aos episódios que vivenciava". Grande parte do trabalho de Brown é ajudar pacientes como Jasper a identificar seus comportamentos habituais de dor e padrões de resistência e, então, criar estratégias para detê-los. O objetivo não é eliminar a dor e os outros sintomas, mas sim ajudar os pacientes a enfrentarem a dor e o desconforto com mais habilidade, para que possam ter vidas plenas e, ao fazê-lo, minimizar seu sofrimento global.

Ao final do tratamento, Jasper passou de dez episódios de sintomas por dia para nenhum. Ela conseguia caminhar mais de quinhentos metros em seis minutos, um aumento de cerca de 20% desde quando iniciou o programa. E os efeitos têm sido duradouros. "Quase dois anos depois, continuo fazendo cardio e fisioterapia de três a cinco dias por semana. A fisioterapia me mantém equilibrada", diz Jasper. "Consigo participar de conversas em grupo e acompanhá-las. Tenho dormido oito horas por noite. Consigo tomar conta do meu neto de um ano e quatro meses e cuidar de um parente com Alzheimer que mora conosco. Meu marido viaja para fora do país a trabalho, e posso ir com ele." Embora Jasper ainda sinta dores[21] e outros sintomas, seu sofrimento é bem menor do que era, principalmente porque ela abriu mão de grande parte da sua resistência. Isso não significa que a dor não seja real e não possa ser debilitante. Significa apenas que muitas pessoas consideram benéfico aprender a diminuir sua resistência, por mais difícil que isso seja.

***

O Centro de Reabilitação de Dor da Clínica Mayo é impressionantemente eficaz por dois motivos: primeiro, ele muda as expectativas dos pacientes com relação à dor, de algo a ser evitado e curado para algo a ser administrado. Segundo, ensina os pacientes a diminuir sua resistência. É uma abordagem que exemplifica as duas equações importantes deste capítulo: a felicidade é igual à realidade menos as expectativas, e o sofrimento é igual à dor vezes a resistência. Se você conseguir alinhar suas expectativas à realidade e minimizar sua resistência à dor e ao desconforto — ou, mais amplamente, a tudo que é difícil de enfrentar, à verdade de *dukkha* —, você se prepara para a melhor experiência e o melhor resultado, independentemente do que está enfrentando. Lembre-se de que o cérebro é uma máquina de previsões. Talvez você deseje que a vida siga um determinado caminho, então planeja-se para isso e faz todo o possível para manifestar esses planos, mas em algum momento as coisas inevitavelmente fogem de seu controle. Quanto mais você recuar e se afastar, o que é sua própria forma de resistência, pior ficará. O trabalho crucial é atualizar suas expectativas e confrontar a realidade, ainda que fazer isso pareça difícil e desconfortável a princípio.

Quer se trate de uma doença como a síndrome de sensibilização central, o surgimento de uma nova variante de um vírus ou uma mudança muito menos importante, quanto mais rapidamente você for capaz de abandonar a resistência fútil e enfrentar de forma habilidosa o que está acontecendo, melhor você se sentirá e mais coisas se sentirá capaz de fazer. O otimismo trágico ajuda você a definir expectativas apropriadas. A esperança e ação sensatas permitem que você avance com graça e bravura.

Nossas trajetórias enfrentarão todos os tipos de dificuldades. É assim que as coisas são. Tudo o que podemos fazer é chamar as coisas por seu nome — até mesmo, e talvez sobretudo, se achamos que receberíamos cartas fantásticas — e depois fazer acontecer com as cartas que recebemos.

Uma mentalidade resistente e flexível

Os dois componentes principais de uma mentalidade resistente e flexível trabalham em equipe. Primeiro, temos que abandonar o peso da negação e da resistência, e em seu lugar, *abrir-nos para o fluxo da vida*, aceitando que a única coisa constante é a mudança, vendo-a claramente como ela é. Segundo, temos de *esperar dificuldades*, o que, paradoxalmente, torna tudo mais fácil. Como você leu, essas mudanças de mentalidade são poderosas porque nossa experiência de impermanência e, portanto, nossa capacidade de trabalhar com ela dependem de como a enxergamos. O objetivo de adotar uma mentalidade resistente e flexível é melhorar essa visão — ou, em termos de neurociência, aprimorar nossas previsões —, tornando-a mais matizada, complexa e precisa. Quando nos livramos de nossos preconceitos e ilusões preconcebidos, nos sentimos e nos saímos melhor. Uma mentalidade resistente e flexível serve como base para construir uma relação nova, vantajosa e mais livre com a mudança e a desordem, uma relação que navega habilmente pelos obstáculos e ondulações inevitáveis em nossas trajetórias, e até cresce a partir deles.

Muitas das pessoas cujas histórias você leu nos dois primeiros capítulos — seja Tommy Caldwell, minha cliente Christine, Serge Hollerbach, Cathy Jasper ou Bryan Stevenson — passaram não só por mudanças externas, como também internas. Por um lado, essas pessoas permanecem iguais ao que sempre foram. Pelo outro, evoluíram drasticamente ao longo da vida e em consequência de suas experiências. Isso serve não só para eles, mas para todos nós. À medida que percorremos nossas respectivas trajetórias e navegamos por ciclos contínuos de ordem, desordem e reordenação, abandonamos determinadas qualidades, características e atitudes que temos carregado e escolheremos outras para levar pelo caminho.

O que significa, então, ter uma identidade forte e duradoura quando tudo, inclusive nós mesmos, está sempre mudando? Como criamos um senso de identidade que seja ao mesmo tempo resistente e flexível, que possa resistir e crescer com as mudanças? Esses são os tópicos que abordaremos na próxima parte.

ESPERE DIFICULDADES

- Uma característica fundamental que separa a alostase — o novo e mais preciso modelo de mudança — da homeostase — o antigo modelo — é que a alostase tem um componente antecipatório: enquanto a homeostase é agnóstica em relação às expectativas, a alostase afirma que as expectativas moldam nossa experiência.
- A felicidade em determinado momento é uma função da sua realidade menos suas expectativas.
- Nossa cultura nos incentiva a utilizar óculos cor-de-rosa e a "pensar positivo", mas temos mais chance de nos sentirmos bem e de fazer o bem se estabelecermos expectativas realistas — incluindo a de que as coisas mudam constantemente, às vezes para melhor e às vezes para pior.
- Nosso cérebro fica sempre tentando prever o que acontecerá a seguir e depois alinha essas previsões à realidade — quando nossas previsões estão erradas, nós nos beneficiamos de atualizá-las o mais rapidamente possível.
- Há inúmeras vantagens em cultivar uma perspectiva de otimismo trágico, percebendo que a vida traz dor e sofrimento, mas mesmo assim avançando com graça e bravura.
- Quando confrontado? com desafios significativos, em vez de ser uma Poliana ou chafurdar no desespero e no niilismo, ambos inadequados, faça o que puder para se comprometer com a esperança e com a ação sensatas. "*Goste ou não, é isso o que está acontecendo agora; vou me concentrar no que posso controlar, fazer o melhor que conseguir e sair viva dessa.*"
- Sofrimento é igual a dor vezes resistência; quanto mais você eliminar sua resistência, exponencialmente melhor você se sentirá e agirá.

Parte 2

IDENTIDADE RESISTENTE E FLEXÍVEL

3
Cultive um senso fluido de si mesmo

Eu me lembro especificamente de acordar em uma manhã geladíssima de fevereiro, em 2022, com meu telefone repleto de mensagens. *Você viu o documento de Nils van der Poel?*

Pouco após conquistar duas medalhas de ouro e bater o recorde mundial nos Jogos Olímpicos de Inverno daquele ano em Beijing, na China, Nils van der Poel, o atleta sueco da patinação de velocidade, de 25 anos, fez uma coisa que ninguém esperava. Ele publicou um PDF de 62 páginas intitulado *How to Skate a 10K... and Also Half a 10k* [Como patinar em uma prova de dez quilômetros... e também metade disso], referindo-se aos dois eventos conquistados por ele nas Olimpíadas. Raramente, se é que acontece, atletas de alto desempenho a nível mundial compartilham seus programas de treinamento, que equivalem a fórmulas proprietárias e ultrassecretas. Só por essa razão, a decisão de Van der Poel de tornar público seu treinamento já era interessante. Mas eu ainda estava confuso sobre por que tantas pessoas pensaram em mim quando leram o documento. Não sou patinador de velocidade e não acompanho o esporte de perto. Minha curiosidade foi despertada. Fui até meu computador e cliquei em um link para baixar o PDF. Após alguns minutos de leitura, percebi a magnitude daquilo.

A primeira página desse chamado documento de "treinamento" estava totalmente em branco, a não ser por uma única citação do psicólogo Carl Jung: "Parece que todas as coisas verdadeiras devem mudar, e só aquilo que muda permanece verdadeiro". Em fevereiro de 2022, eu ainda não havia partilhado a ideia do livro que você está lendo neste momento com ninguém além de minha esposa, meu agente literário e meu editor. Portanto, dá para imaginar os calafrios que senti descendo pela espinha quando li aquilo. Sim, o PDF continha todos os tipos de treinamentos e protocolos de exercícios específicos. Mas também continha uma exposição sobre a busca, o significado e o valor da excelência — incluindo provações, tribulações e perturbações. E é para esse conteúdo, caros leitores, que estou aqui.

É amplamente conhecido que atletas de esportes de resistência se tornam alguns dos melhores filósofos. Correr, patinar, pedalar e nadar são empreitadas solitárias. Qualquer um que leve essas atividades a sério acaba passando muito tempo sozinho. Van der Poel, que treinava mais de sete horas por dia durante a preparação para a Olimpíada, não era exceção. Naquelas sete horas, ele refletia extensamente sobre sua identidade e valor próprio.

Considerando que muitos atletas olímpicos se definem por seus esportes, projetando todas as horas de sua vida em torno disso, Van der Poel fazia diferente. Nos dias anteriores aos Jogos Olímpicos de 2022, em vez de aproveitar seus dias de descanso e recuperação deitado no sofá bebendo shakes de proteína, recebendo quantidades fantásticas de massagens e dormindo — que é o que praticamente todos os outros atletas de nível mundial fazem —, ele saía com amigos. "Meus dias de descanso costumavam cair nos fins de semana", ele escreve. "Dessa maneira, eu podia passá-los fazendo coisas divertidas com meus amigos. Normalmente, eu não treinava nem um minuto nos dias de descanso. Eu descansava o corpo e a mente. Contudo, se meus amigos quisessem fazer esqui alpino ou uma trilha, eu ia com eles. Mas não fazia nenhuma recuperação [específica]. Eu tentava levar uma vida normal... Bebia cerveja como qualquer outro rapaz de 25 anos." Para um atleta do calibre de Van der Poel, sacrificar dois dias por semana para a normalidade, nos dias anteriores aos Jogos Olímpicos, é algo sem precedentes.

Van der Poel nem sempre foi assim. Na juventude, ele se identificou totalmente com a patinação de velocidade e com sua cultura, tornando-se dependente do sucesso nas pistas. "Na adolescência, esse esporte significava tudo para mim, o que agora acredito que não é positivo", explica. Quando os treinamentos e as competições corriam bem, ele ficava exultante. Mas algo trivial como um treinamento ruim tinha a capacidade de levá-lo a desabar em uma espiral de sofrimento. Após alguns anos andando nessa montanha-russa de emoções ruins, algo comum a pessoas com essa mentalidade obcecada em praticamente todas as áreas, Van der Poel decidiu que essa não era uma maneira sustentável de treinar e muito menos de viver. Ele não poderia ser apenas um patinador de velocidade. O esporte poderia até ocupar uma parte significativa de sua identidade, mas não podia compreendê-la por inteiro.

E assim, com seus vinte e poucos anos à época, Van der Poel começou a se concentrar em construir uma vida fora do esporte. Ele saía para comer pizza e beber cerveja com amigos que não tinham nenhuma relação com a patinação de velocidade, e lia livros sem qualquer vínculo com os treinos. O irônico é que, em vez de prejudicar seu desempenho no rinque de gelo, essas outras atividades o impulsionaram. "Criar significado e valor na vida fora das pistas de patinação de velocidade me ajudou a atravessar períodos difíceis de treinamento", escreve. "Quando os treinos não iam bem, talvez outra coisa na minha vida fosse, e isso me deixava contente." Posteriormente, quando Van der Poel passou a fazer mais sucesso, atraindo cada vez mais atenção da mídia, as outras partes de sua vida o mantiveram com os pés no chão. "Eu sabia quem era, e eu não era apenas um patinador de velocidade", explica ele.

Talvez a maior vantagem da identidade fluida de Van der Poel seja esta: ele se tornou menos frágil às inevitáveis mudanças e vicissitudes de sua carreira. Ele escreve que diversificar as origens de significado de sua vida o ajudou "a enfrentar o fato horrível de que apenas um atleta vence a competição e todos os outros perdem; que uma lesão ou doença podem sabotar quatro anos de trabalho". Paradoxalmente, foi só quando Van der Poel se sentiu à vontade com a ideia da mudança e da desordem que sua patinação ficou mais relaxada, estável e divertida. Um dia, Van der Poel era um atleta olímpico que treinava sete horas por dia, no outro, era um cara normal, com amigos e hobbies normais. Qualquer que tenha sido a aptidão física que ele possa ter perdido ao comprometer alguma especificidade em seu treinamento e em sua recuperação, ele ganhou dez vezes mais em aptidão mental com a liberdade e tranquilidade recém-descobertas.

Descrevendo o impacto positivo de seu senso expandido de identidade, Van der Poel escreve: "Não havia mais nada a temer".

Diferentemente de outros tipos de matéria, o fluido contém massa e volume, mas não forma. Isso lhe possibilita fluir sobre obstáculos e ao redor deles; mudando de forma enquanto retém substância, ele não fica preso nem quebra quando impedimentos imprevistos se manifestam em sua trajetória. Cultivar um *senso fluido de identidade* permitiu que Van der Poel fizesse o mesmo. Ao desenvolver e nutrir outras partes de sua identidade, ele poderia fluir entre dias de treinamento ruins e derrotas, pela exposição midiática e por doenças, lesões e fadiga.

O senso fluido de identidade de Van der Poel o protegeu dos distúrbios de saúde mental enfrentados por tantos atletas olímpicos, sobretudo quando toda a identidade deles se confunde com seus esportes. Um grande conjunto de pesquisas mostra que, quando a fusão entre a identidade de uma pessoa e seus objetivos é muito forte, frequentemente a consequência é o surgimento de ansiedade, depressão e esgotamento. Isso é especialmente verdadeiro[1] em períodos de mudanças e transições, quando uma pessoa percebe seu senso de identidade dominante em risco. O esporte de alto desempenho pode ser um exemplo extremo, mas é um padrão que se aplica a todos os ramos de trabalho e a todos os estilos de vida: se quisermos alcançar a excelência e vivenciar uma experiência plenamente, então temos que apostar todas as fichas, mas sempre conscientes de nossos limites. Se a sua identidade ficar demasiadamente enredada[2] em qualquer conceito ou empreitada específica — seja sua idade, a forma com que você se olha no espelho, um relacionamento ou sua carreira — então você provavelmente enfrentará um sofrimento significativo quando as coisas mudarem, o que, para o bem ou para o mal, sempre acontece.

Nenhuma das opções acima é permissão para ser liberalista ou fazer as coisas apenas por fazer. Van der Poel certamente não fez isso. Ele treinou *muito* e se tornou o melhor do mundo. Importar-se extremamente com as pessoas, as atividades e os projetos que você ama é a chave para uma existência rica e repleta de significado. O problema é não se importar extremamente; é quando a identidade da pessoa se torna muito rigidamente ligada a qualquer objeto ou empreitada única. O ideal é uma ligação suficiente, mas não demasiada — um conceito crucial que é simples de entender, mas difícil de praticar, e é por isso que vamos nos concentrar nele nas próximas páginas.

No entanto, antes de começarmos, vejamos algumas observações sobre a terminologia. Ao longo deste capítulo, utilizaremos as palavras *ego* e *identidade* de forma intercambiável. Para nossos fins, a palavra *ego* será definida de acordo com sua utilização original na psicologia, não como se a pessoa falasse *veja como sou fantástico*, mas simplesmente como *sou*. Quando o ego se contrai em torno de um único objeto, ele tende a se agarrar e detestar a ideia de morrer. Felizmente, um senso de identidade fluido não exige o desaparecimento do ego, apenas que ele afrouxe seu domínio e amplie seu alcance. Tal como acontece com o fluido real, que depende da aderência de diversos átomos, um senso de identidade fluido que seja ao mesmo tempo resistente e flexível depende da aderência bem-sucedida das nossas próprias partes únicas, um conceito que abordaremos a seguir.

A persistência favorece a complexidade

Talvez nada represente um ciclo contínuo e implacável de ordem, desordem e reordenação em uma escala maior do que a evolução. A Terra passa longos períodos em relativa estabilidade. Mudanças radicais — aquecimento, resfriamento ou um asteroide caindo do espaço, por exemplo — ocorrem. Esses pontos de inflexão são seguidos por períodos de ruptura e caos. Chega um momento em que a Terra e tudo o que nela existe recuperam a estabilidade, mas essa estabilidade é um lugar novo. Durante este ciclo, algumas espécies são eliminadas pela seleção natural. Outras sobrevivem e prosperam. As espécies do segundo grupo tendem a ter altos níveis daquilo que os biólogos evolucionistas chamam de "complexidade".

A complexidade é composta por dois elementos: diferenciação e integração. Diferenciação é o nível em que uma espécie é composta de partes que são distintas em estrutura ou função umas das outras. Integração é o nível em que essas partes distintas comunicam e aprimoram os objetivos umas das outras para criar um todo coeso. Consideremos o *Homo sapiens* (você e eu), de longe a espécie de primata mais abundante e difundida. Temos uma estrutura grande, quatro membros, polegares opositores, uma temperatura corporal um tanto resistente às condições externas, boas visão e audição, trato digestivo capaz de processar uma ampla gama de nutrientes e a capacidade de adotar linguagens e produzir entendimento. Em outras palavras, somos uma espécie altamente diferenciada. Mas também temos um cérebro enorme e um sistema nervoso avançado que integram todas essas partes em um todo coeso. A combinação dessas qualidades — diferenciação generalizada e forte integração — nos torna uma espécie decididamente complexa. Por meio de nossa complexidade, chegamos aqui atualmente e devido a ela, tomara, permaneceremos aqui por pelo menos mais um pouco de tempo.

Embora a mudança em nível individual — a principal preocupação deste livro — seja diferente da mudança em escala evolutiva, ainda há muito o que podemos aprender com os princípios fundamentais da evolução, lições que se aplicam ao horizontes de nossa própria vida. Se quisermos sobreviver e prosperar durante os ciclos contínuos de mudança e desordem, também podemos nos beneficiar do desenvolvimento de nossas próprias versões de complexidade.

Ginger Feimster estava com sérias dificuldades. Embora tivesse crescido rica em Belmont, na Carolina do Norte, sua família havia perdido praticamente tudo nos jogos de azar. Houve momentos em que a eletricidade era cortada e ela tinha dificuldade para colocar comida na mesa para seus três filhos. Ela não vinha se dando bem com o marido, Mike, e eles se divorciaram pouco depois do nascimento da terceira filha, Fortune. Para passar pelos tempos difíceis, Ginger confiava cegamente em sua forte fé cristã, que sempre fora fundamental para sua identidade. Após o divórcio, ela adotou uma conduta mais comprometida com seus princípios religiosos e começou a namorar somente homens religiosos, investindo cada vez mais na igreja e, em consequência, suas crenças foram se tornando cada vez mais fervorosas.

Apesar da sua situação financeira precária, Ginger insistia que sua única filha mulher, Fortune, crescesse como uma verdadeira dama sulista, tal como ela. Com suas parcas economias, Ginger matriculou Fortune em uma escola de etiqueta e boas maneiras, uma relíquia da cultura sulista que ensina às meninas costumes sociais, etiqueta e os ritos culturais das classes abastadas, por exemplo, "preparação para a entrada na sociedade". Ginger encontrava motivação e propósito em sua crença de que Fortune a deixaria orgulhosa quando debutasse como uma dama no baile de debutantes de Gastonia, o que Fortune fez em 1998, aos dezoito anos. Ginger estava emocionada com a mulher que sua filha estava se tornando. Aquilo dava sentido à vida dela e fazia com que todos os seus sacrifícios parecessem valer a pena. Fortune, por outro lado, não tinha tanta certeza. Sua principal motivação para fazer todas aquelas coisas que lhe interessavam muito pouco era agradar a mãe, a quem ela amava profundamente.

Poucos meses depois do baile de debutantes, Fortune foi para uma pequena universidade chamada Peace College, afiliada à Igreja Presbiteriana em Raleigh, na Carolina do Norte, onde se destacou jogando futebol e tênis, atuando como presidente do corpo estudantil, formando-se com todas as honras e discursando na formatura de sua turma em 2002. Todas as horas extracurriculares da moça eram preenchidas com atividades, então, não havia muito tempo para sair com rapazes, pensava ela. Pouco após a faculdade, Fortune mudou-se para Los Angeles para tentar fazer carreira no mundo do entretenimento. Foi lá que ela assistiu a um filme no canal Lifetime, *A verdade sobre Jane*, que apresentava uma protagonista lésbica. Fortune se sentiu cativada e, em um momento único, percebeu o que vinha se acumulando em seu íntimo havia anos: ela também era homossexual.

Compreensivelmente, ela estava nervosa em compartilhar essa notícia com a mãe. "Crescendo no Sul dos Estados Unidos, amávamos duas coisas: a igreja e o restaurante Chili's. Todos no Sul vão à igreja; há uma em cada esquina",[3] Fortune diz, recordando-se da comunidade em que cresceu nos primeiros anos do novo século, muito antes de a homossexualidade ser amplamente aceita em qualquer lugar, muito menos no Sul dos Estados Unidos. "Resolvi levá-la ao meu restaurante chinês favorito para dar a notícia, porque pensei: 'Bem, mesmo que ela me deserde, posso pelo menos comer alguns folhados de caranguejo'."

A princípio, depois de ouvir que a filha era homossexual, Ginger ficou impassível. "Fiquei pensando: 'Caramba, cara... será que ela me odeia?'", Fortune recorda. Houve um longo momento de silêncio antes que o rosto impassível de Ginger finalmente cedesse lugar a um grande sorriso: "Vamos ao Hooters",[4] disse ela. Foi a maneira de Ginger dizer à filha que a aceitava e a amava independentemente de qualquer coisa.

Refletindo sobre esse momento em uma entrevista para um podcast,[5] Ginger diz: "Claro que, quando você tem uma filha, você a imagina trajando um vestido de noiva branco com suas damas de honra, casando-se em uma igreja, e essa é uma bela visão para uma mãe. Então, quando Fortune acabou não sendo heterossexual, eu soube que aquela visão não se tornaria realidade. Nada daquilo foi decepcionante; foi apenas diferente. E não entendo como alguém pode se decepcionar com qualquer coisa que um filho seu faça... Pensei: 'Tudo bem, não tem problema'".

Fortune seguiu em frente e se tornou uma comediante popular com seu próprio especial na Netflix, *Sweet and Salty*. Sua apresentação fala sobre suas raízes sulistas e sua sexualidade. Ela se casou com sua esposa, Jacquelyn, em 2020. Ginger se tornou uma firme defensora dos LGBTQIAPN+ e, durante todo esse tempo, permaneceu sendo uma cristã devota e uma dama sulista. Em uma situação em que muitos se apegam a um senso rígido de identidade, frequentemente deixando famílias desfeitas em seu rastro, Ginger se tornou fluida e integrou as diferentes partes da sua identidade — cristã, debutante, sulista, mãe de uma filha declaradamente homossexual, ativista LGBTQIAPN+ — sob a bandeira de mãe amorosa. Quando sua vida foi perturbada e mudou de uma forma que ela jamais poderia ter imaginado, Ginger se tornou mais complexa. Em consequência disso, sua vida tem muito mais consistência e significado.*

***

* Somente depois de muito pensar a respeito foi que decidi incluir essa história. Em muitas partes do mundo, ter um familiar homossexual ainda pode parecer uma coisa conflitante com os valores das pessoas. Torço para que, em um futuro próximo, eu não precise incluir histórias como essa, porque não serão grande coisa. Homossexual é homossexual; heterossexual é heterossexual; e isso não torna niguém diferente — o que foi exatamente o que Ginger percebeu tão rapidamente sobre sua filha.

O patinador de velocidade Nils van der Poel percebeu que enfrentaria todos os tipos de choques evolutivos em sua própria vida, desde vencer grandes corridas a perder grandes corridas, se lesionar, envelhecer e perder o melhor condicionamento físico, se aposentar das corridas competitivas em uma época em que a maioria das pessoas com carreiras tradicionais ainda têm o auge muito à frente delas. A incrível sapiência de Van der Poel não consistiu apenas em compreender isso, mas em fazer algo a respeito. "Foi um desafio para mim descobrir que, sem meu esporte, eu não tinha muitos amigos",[6] ele escreve. "Hoje estou muito feliz por todos os amigos que fiz em todos aqueles dias de descanso... Eles lançaram luz sobre minha vida a partir de uma nova perspectiva... Acredito que foi o valor que criei fora do esporte, e não o sucesso que alcancei dentro dele, que fez valer a pena viver dessa maneira... No longo prazo, o significado que criei para além de meu esporte fez com que eu gostasse ainda mais dele, porque de repente enriqueceu minha vida em vez de limitá-la." Ao ir além dos limites da pista de patinação, Van der Poel diferenciou seu senso de identidade. Ao encontrar uma forma de fazer com que sua vida fora do esporte apoiasse sua vida dentro do esporte, e vice-versa, ele o integrou.

Depois de dominar os Jogos Olímpicos de Inverno de Beijing em 2022, conquistar medalhas de ouro em ambas as provas de longa distância e bater o recorde mundial, Van der Poel não sofreu nem de síndrome de grandiosidade, nem de depressão pós-Jogos. Em vez disso, publicou seu manifesto de treinamento de 62 páginas e curtiu com os amigos. Mas a história de complexidade dele não para aí. Após conhecer os detalhes sobre as restrições do governo chinês à liberdade de expressão, à moderação da dissidência e ao tratamento das minorias étnicas, ele decidiu realizar um ato de protesto. Em uma pequena cerimônia em Cambridge, na Inglaterra, menos de uma semana após o término dos Jogos, Van der Poel entregou sua medalha de ouro a Angela Gui, filha de Gui Minhai, um editor sueco nascido na China que cumpre uma pena de dez anos de prisão na China por distribuir livros que criticam Beijing. "Só torço para que os direitos humanos estejam no centro disto",[7] disse Van der Poel sobre a decisão de entregar sua medalha de ouro a Angela. "É surreal abrir mão de uma coisa pela qual lutei a vida inteira, mas isso também traz muito mais valor à jornada — que não se resume a eu patinando em círculos."

É difícil imaginar um momento em que a identidade de uma pessoa esteja em maior risco de se tornar limitada e rígida do que quando ela bate um recorde mundial e ganha duas medalhas de ouro. O fato de Van der Poel ter aberto mão da medalha também é uma metáfora perfeita de como ele abordou sua trajetória. Nos momentos em que sua identidade como "patinador de velocidade de alto desempenho a nível mundial" corre o risco de se tornar consolidada demais, ele diferencia ativamente e integra seu senso de identidade. Sua complexidade o ajudou a navegar pelas mudanças significativas que já enfrentou, e sem dúvida o fortalecerá para as que ainda virão. Assim como Van der Poel citou Carl Jung no início de seu manifesto de treinamento: "Parece que todas as coisas verdadeiras devem mudar e apenas aquilo que muda permanece verdadeiro". Ele parece estar levando a sério o conselho de Jung; dentro dele está a sabedoria para todos nós.

Independência *versus* interdependência

Em meados do século XX, o psicólogo Kurt Lewin desenvolveu o que chamou de *teoria de campo*. Em suma, a teoria de campo diz[8] que todo comportamento é uma função da pessoa e seu ambiente: as pessoas têm pensamentos, sentimentos e impulsos dinâmicos que emergem da interação entre seu cérebro, seu corpo e seu entorno. Pesquisas acadêmicas sobre teoria de campo estão entre as mais citadas em toda a psicologia. É difícil expressar o quão profunda era essa visão quando Lewin a desenvolveu pela primeira vez, em uma época em que o indivíduo, distinto e separado, estava no centro da psicologia. E ainda assim, intuitivamente, a teoria de campo faz sentido imediato. Você é uma pessoa muito diferente quando está com seus amigos, no trabalho, de férias, na casa da sogra, ouvindo belas músicas, pego por uma chuva torrencial, em uma praia ensolarada, navegando nas redes sociais, e assim por diante. Poucas pessoas contestariam isso, mas quando se trata da forma com que concebemos nossas "identidades", praticamente ninguém, pelo menos não no Ocidente, considera o papel de seu ambiente, e muito menos dá a ele o devido peso. Em vez disso, quando solicitada a definir suas "identidades", a grande maioria das pessoas reage estritamente dentro dos limites de sua própria pele e crânio. Quando as pessoas perguntam qual nota você tirou no seu teste do eneagrama ou seu tipo de personalidade MBTI, a resposta mais precisa é provavelmente alguma versão de "depende": de onde você está, com quem está, se está com fome ou não, se dormiu bem na noite anterior, se se exercitou naquela manhã, e diversos outros fatores.

O trabalho de Hazel Rose Markus e Alana Conner, ambas cientistas do comportamento da Universidade Stanford, explora as diferenças interculturais com relação a uma série de temas. Sobre a questão da identidade, elas descobriram que, em termos gerais, as pessoas no Ocidente favorecem uma interpretação *in*dependente da identidade, e as pessoas no Oriente favorecem uma interpretação *inter*dependente da identidade. "Pessoas com identidades independentes se consideram individuais, diferenciadas, influenciadoras das outras e seus ambientes, livres de restrições e iguais (e, ainda assim, ótimas!)",[9] escrevem Markus e Conner em seu livro *Clash! 8 Conflitos culturais que nos influenciam*. "Pessoas com identidades interdependentes, pelo contrário, consideram-se relacionais, semelhantes aos outros, ajustadas a suas situações, e enraizadas em tradições e obrigações."

Consideremos um estudo elaborado por Mutsumi Imai da Universidade de Keio e Dedre Gentner da Universidade Northwestern. Os participantes entram em um laboratório e são apresentados a um monte de areia com o formato da letra S. Em seguida, são mostradas a eles mais duas situações: uma contém um monte simples de areia sem formato específico; a outra contém fragmentos de vidro quebrado dispostos no formato da letra S. Por fim, pergunta-se aos participantes qual das duas segundas situações se assemelha mais à primeira. Imai e Gentner apresentaram esse dilema para milhares de pessoas de diferentes culturas. Elas descobriram repetidamente que os participantes ocidentais são muito mais propensos a escolher o vidro, e os participantes orientais são mais propensos a escolher o monte de areia. Dito de outra forma, os participantes ocidentais veem inicialmente[10] um S (um objeto) que, por acaso, é feito de areia (o campo), enquanto os participantes orientais veem inicialmente a areia (o campo) que, por acaso, tem o formato de um S (o objeto).

É importante observar que nenhuma das visões é inerentemente melhor ou pior. "Em [nossos] muitos estudos, descobrimos que as pessoas com identidades independentes e interdependentes são igualmente atenciosas, emotivas e ativas, mas muitas vezes têm pensamentos, sentimentos e ações sutilmente diferentes em resposta às mesmas situações",[11] escrevem Markus e Conner em *Clash!*. O que importa é que pessoas diferentes percebem exatamente as mesmas situações de maneiras diferentes, com base nas lentes pelas quais olham o mundo.

O fato de existirem diferenças culturais tão acentuadas e previsíveis sugere que ambas as lentes, independente e interdependente, são, em grande parte, se não totalmente, aprendidas. Ninguém nasce vendo o mundo de uma maneira específica. Adotamos nossa perspectiva com o passar do tempo. Com a consciência de que existem diversas lentes, podemos começar a ver o mundo de diversas maneiras. Podemos nos perguntar por qual lente estamos olhando e se é ou não a melhor para uma determinada situação.

É mais um exemplo de pensamento sem dualidade: a forma mais fluida, e eu diria a mais vantajosa, de conceber a identidade de uma pessoa é que ela pode ser independente *e* interdependente. Embora esses dois tipos de identidade sejam frequentemente considerados exclusivos, são mais poderosos quando colocados juntos, como duas ferramentas diferentes em um kit de ferramentas. Em algumas circunstâncias, pode ser útil incorporar uma identidade independente que seja única, influente e altamente autônoma — por exemplo, se você estiver trabalhando praticamente sozinho em um projeto grande onde o ambiente está amplamente sob seu controle. Em outras circunstâncias, você provavelmente se beneficiará mais com a adoção de uma identidade interdependente, que seja relacional e adaptável, como quando você trabalha com outras pessoas ou em um ambiente instável com forças que estão além do seu controle.

A unidade de conteúdo e contexto, de indivíduo e ambiente, é um tema central de exploração para Nicola Cruz, músico, produtor e DJ radicado em Quito. Embora alguns tenham apelidado seu som hipnotizante de "passo andino", seu trabalho desafia o gênero e incorpora a ausência de dualidade. Ele emerge da confluência de batidas eletrônicas modernas de andamento lento e sons tradicionais e ancestrais. A música de Cruz cativou um público internacional, apresentando ao mundo os ritmos e o folclore indígenas do Equador. Quando a repórter da rede de rádio pública dos Estados Unidos, a NPR, Sophia Alvarez Boyd perguntou a Cruz o que o havia inspirado a integrar a narrativa e a mitologia sul-americanas em sua música, ele respondeu: "Vivendo em um lugar como o Equador, a coisa ocorre naturalmente. Por todos os lados, o folclore e as raízes são bastante presentes. Você liga o rádio e ouve música folclórica". Ele reforçou esse sentimento em outra entrevista, afirmando: "O Equador é simplesmente um país folclórico".

Mais do que informar seu processo criativo, o contexto de Cruz *é* seu processo criativo. Ele escolhe locais de gravação com a intenção de moldar seu trabalho. De um armazém na cidade de Nova York, onde gravou sua faixa "Colibria", a uma caverna no vulcão Ilaló, onde gravou "Arka", os ambientes externos influenciam muito sua produção. "Trabalhar com ambientes musicais diferentes é uma das coisas que me inspira muito", disse Cruz à revista *Rolling Stone*. "Conseguimos reverberações interessantes, surpresas que entram nas gravações. É isso que busco nas minhas músicas." É impossível separar *onde* Cruz está de *quem* Cruz é. Ele absorveu os ambientes de sua cidade natal, Quito, de seu país natal, o Equador, e de todo o continente da América do Sul em sua identidade na condição de criador, e suas criações emanam necessariamente deles. Quando a pessoa ouve as músicas de Cruz, ela escuta uma verdade subjacente: nenhum de nós existe isolado dos ambientes que habitamos.

O mesmo ocorre no campo de jogo. Em um artigo crucial[12] sobre o desenvolvimento de talentos no esporte, os pesquisadores

Duarte Araujo e Keith Davis defendem que a aquisição de competências é melhor caracterizada como "o refinamento de processos de adaptação, conquistado ao perceber as propriedades mais importantes da disposição circundante do ambiente de desempenho na escala do corpo e das capacidades de ação de um indivíduo". O treinador de atletismo Stuart McMillan, que já orientou mais de 35 atletas até medalhas olímpicas e em campeonatos mundiais, simplifica o assunto: "habilidade não é uma *coisa* que se desenvolve ou adquire; em vez disso, é uma interação emergente com um ambiente em constante mudança". Os melhores atletas encontram formas de trabalhar em sintonia com o ambiente, adaptando-se e adaptando seu desempenho. Eles também são independentes *e* interdependentes.

Acabamos de examinar os benefícios de desenvolver um senso fluido de identidade com relação a um ambiente de fluxo e refluxo, do qual tanto estamos separados quanto fazemos parte. Prosseguiremos nos aprofundando mais um nível, mergulhando em um tema grande, profundo, importante e intelectualmente desafiador: como pensar sobre a identidade quando tudo está sempre mudando, inclusive nós mesmos. Chegará a hora em que nos confrontaremos com a questão de saber se realmente existe ou não algo como uma "identidade" duradoura.

Antes de começarmos, quero propor alguns limites para nossa exploração. Uma identidade que é totalmente interdependente e ilimitada, sem quaisquer limites, pode, em um ambiente protegido e por um curto período, representar um profundo despertar ou iluminação espiritual. Porém, fora desse ambiente protegido e da duração limitada, tende a parecer muito mais com caos ou psicose. Enquanto isso, uma identidade que é totalmente independente — que pensa ser em grande parte imutável, separada de tudo ao seu redor e no controle disso tudo — também pode ser benéfica em condições muito específicas, como tentar nadar em uma piscina coberta o mais rápido possível. Contudo, além disso, conceber-se dessa maneira pode ter como consequência sensações incapacitantes, como neuroticismo, ansiedade, solidão e, no final das contas, depressão. O que exploraremos nas próximas seções é o meio-termo: como conceber-se como algo que é ao mesmo tempo singular e estável por um lado, *e* poroso e em constante mudança por outro. Como você logo verá, há imensos benefícios em adotar essa perspectiva.

Uma identidade forte e estável por meio da mudança

Certa manhã, enquanto ainda estava começando a escrever este livro, eu estava na academia, experimentando minha força nos três exercícios mais importantes que faço: agachamento, supino e levantamento terra. Eu vinha treinando um tanto seriamente nos últimos dezoito meses e aquela era minha primeira oportunidade de realmente fazer uma tentativa importante de estabelecer uma nova marca. Quando me aproximei da barra para erguê-la pela primeira vez, tive dificuldades para buscar aquela força extra que, no passado, eu conseguia acessar facilmente. Parece ruim dizer isso, mas eu conseguir ou não fazer o levantamento não importava tanto quanto antes.

Vamos retroceder a quando eu estava na sétima série, quando queria desesperadamente jogar futebol americano, mas meus pais não deixavam. Então, fui atacado na calçada por dois valentões do ensino médio. Foi assustador. Fiquei ansioso e com medo de andar sozinho em meu próprio bairro. No entanto, aquilo teve um lado bom: meus pais resolveram me deixar jogar futebol americano, pensando que poderia ajudar a aumentar minha confiança.

Eu dava o máximo no futebol americano. Era o primeiro a chegar e o último a sair da sala de musculação todos os dias. Fiquei forte com o treinamento e me sentia mais seguro e protegido com meu corpo. As meninas começaram a gostar de mim, e, por mais que eu tenha vergonha de dizer isso agora, provavelmente tinha mais a ver com o tamanho dos meus braços do que com qualquer outra coisa. Tornei-me capitão do time de futebol americano e fizemos a melhor campanha em dois anos consecutivos (dezessete vitórias e três derrotas) das quatro décadas anteriores da história da minha escola de ensino médio. Fui recrutado para jogar em programas de universidades pequenas e, embora eu tenha decidido, no final das contas, ir para a Universidade de Michigan (onde não tinha talento suficiente para entrar para o time), o futebol americano e o treinamento com pesos continuaram sendo uma parte importantíssima de minha identidade no decorrer de meus anos de formação. Dá para dizer facilmente que eles *eram* a minha identidade.

Em Michigan, eu não conseguia ir aos jogos de futebol americano do time da universidade. Parecia não ter o menor sentido estar nas arquibancadas e não no campo, perto demais de um mundo que eu ainda sofria por ter perdido. Então, dei uma guinada na direção diametralmente oposta e comecei a treinar para esportes de resistência, começando com maratonas e, depois, triatlos. Embora fosse diferente da época do futebol americano, mantive intacta minha identidade principal de atleta. No final do meu terceiro ano, a garota com quem eu namorava desde o primeiro me disse que ainda gostava de outro cara e me largou. Embora, em retrospecto, isso tenha acontecido claramente para o bem, naquela época foi profundamente doloroso. Voltei-me para os treinos de triatlo com força total — nem tanto porque eu gostasse de nadar, pedalar ou correr, mas porque era um jeito fácil de anestesiar a dor.

Mais de uma década no futuro, retomei os treinamentos com pesos quando minha maravilhosa esposa, Caitlin (graças a Deus que a outra garota terminou comigo), estava bastante avançada na gravidez de nosso primeiro filho. Treinar para triatlos e maratonas estava tomando muito de meu tempo e minha energia, e eu me lesionava com muita frequência. Eu queria uma atividade física que se adaptasse melhor à minha nova vida de pai. A princípio, eu treinava sem muita estrutura. A sensação de estar de volta à academia era boa. Alguns anos depois, porém — bem no meio da parte que dá mais trabalho na criação de filhos e bem no meio da pior parte da pandemia, quando não havia muita coisa a fazer para se divertir —, decidi me concentrar mais no levantamento de peso. Montei uma academia modesta em nossa garagem e treinava de quatro a cinco dias por semana, durante cerca de sessenta a noventa minutos. Eu estava longe de ser um atleta de elite, porém, era apenas um pouco melhor do que um novato absoluto.

Revisitemos meu teste de força, e tenho uma teoria para o que aconteceu. A pessoa que caminhou até a barra para agachar em 2022 era muito diferente do garoto inseguro na sala de musculação do ensino médio ou do adulto esbelto na pista de triatlo. Pela primeira vez na vida, meu desempenho no esporte não era fundamental para a minha identidade. Sou marido. Sou pai. Sou escritor. Sou coach. Sou leitor. Sou amigo. Tenho uma atividade espiritual. Adoro pastores alemães. E só depois disso tudo, talvez empatado ou até ligeiramente abaixo de "gosto de longas caminhadas ao ar livre", vem o treinamento com pesos. A razão pela qual não consegui encontrar aquela força extra, pela qual senti que não importava tanto quanto antes se eu fizesse ou não o levantamento, é precisamente o porquê de já não importar tanto quanto antes.

No passado, um teste de força ou preparo físico parecia tudo para mim. Ter o melhor desempenho era uma questão de autopreservação; era inegociável. Embora eu (na maior parte do tempo) gostasse dos esportes, estava competindo no modo ameaça. Todos os recursos disponíveis para proteger minha identidade — ou seja, fazer o levantamento ou vencer a corrida — eram facilmente mobilizados. Atualmente, porém, não dependo do sucesso nos esportes para validar minha identidade. Hoje em dia, fazer o levantamento ou não tem muito menos influência sobre meu amor-próprio.

Embora a princípio eu estivesse confuso e frustrado — não me interprete mal, ainda me preocupo com meu desempenho, só que de uma forma diferente de antes —, depois de alguma reflexão, fiquei curioso e até entusiasmado com minha recém-descoberta relação com o esporte. Consigo vivenciar bem de perto e pessoalmente a transformação gradual de minha identidade. Existe uma maneira de ser um atleta voltado para o desempenho em momentos específicos, mas não em outros? Posso aprender a ligar e desligar o botão quando quiser? Além disso, quem sou eu, senão um atleta voltado para o alto desempenho? O que significa saber que provavelmente passarei por transformações semelhantes em outras partes de minha identidade no futuro?

Minha proeza atlética não chega nem perto daquela de uma pessoa como o patinador de velocidade Nils van der Poel, mas a tensão subjacente que enfrentei é a mesma. Não é só comigo e não é só com esportes. Sempre que compartilho essa história com outras pessoas, elas concordam com um gesto da cabeça. Talvez seja alguém cuja identidade já se concentrou exclusivamente em fazer arte ou em seu trabalho como empresário ou médico. Ou alguém que tenha recentemente se separado ou divorciado lutando com sua antiga identidade de marido, esposa ou companheiro(a). Outras vezes é um adulto mais velho cuja identidade central costumava ser "pai de crianças pequenas", mas agora os filhos cresceram. Em todos esses casos, somos iguais ao que éramos, mas também inequivocamente diferentes. É um dilema complicado de enfrentar e, ainda assim, praticamente todo mundo o enfrenta, e muitas vezes sem parar, ao longo da vida. Felizmente, a ciência moderna e a sabedoria antiga podem nos ajudar a compreender tudo isso.

Desenvolvendo um ego resistente e flexível

Jane Loevinger, psicóloga estadunidense do século XX, acompanhada por seu colega Erik Erikson, foi pioneira no estudo do desenvolvimento do ego. O trabalho de Loevinger, que morreu em 2008, é crucial para compreender como se desenvolve um senso fluido de identidade e uma identidade resistente e flexível. Loevinger descreveu o ego como um processo que se desdobra, não como uma entidade estática. Nesse processo, ela identificou nove fases principais, que começam durante a infância e vão amadurecendo até a idade adulta.

No início, o ego é praticamente nulo. Uma criança é totalmente dependente de tudo e de todos ao seu redor, principalmente de seus cuidadores e do ambiente doméstico. À medida que amadurece, ela começa a desenvolver um senso de identidade que é individual, um marco extremamente importante que a maioria das crianças atinge por volta dos dois anos. Gradualmente, esse senso individual de identidade cria confiança, uma pré-condição fundamental para exercer sua vontade no mundo (por exemplo, alimentar-se e usar o penico). Conquistar um senso individual de identidade também ajuda as crianças a se tornarem mais sociais, desenvolvendo o que os psicólogos chamam de "teoria da mente", ou percebendo que o mundo inteiro não gira ao redor delas, que outras pessoas também têm seus próprios desejos e necessidades. A partir daí, jovens adultos aprendem sobre regras e normas sociais, e também a navegar e se proteger de ameaças em seu ambiente. (Isso me descreve no ensino médio, ficando forte depois de levar uma surra.)

À medida que avançamos pela idade adulta, nossos egos ficam mais refinados. Se tivermos sorte e alcançarmos as fases posteriores do modelo de Loevinger, passaremos do desejo de validação e realizações externas para a priorização do significado e de realizações internas. Na fase final do modelo de Loevinger, que, segundo sua pesquisa, poucos alcançam, o ego demonstra uma empatia profunda, bem como autoaceitação. Preza suas próprias idiossincrasias[13] e as dos outros, e compreende tanto sua separação *como* sua ligação com tudo que o rodeia. Alguns psicólogos do desenvolvimento propuseram uma fase extra, que chamam de "unitiva". Nela, o ego aceita o fato de ser tanto sólido como maleável. Ela é capaz de integrar[14] esses dois estados aparentemente contraditórios em um todo coeso.

Tal como acontece com todos os modelos, as fases de desenvolvimento do ego de Loevinger receberam críticas relacionadas à sua precisão e capacidade de aplicação. Dito isso, elas resistiram ao teste do tempo. Loevinger foi meticulosa[15] em sua avaliação de cada fase, utilizando um instrumento de pesquisa validado que se revelou confiável em nível transcultural, da Austrália à Índia.

Considero as fases de desenvolvimento do ego de Loevinger úteis por duas razões principais: primeiro, elas reconhecem que nosso senso de identidade não é estático, mas dinâmico, ou, nas palavras de Loevinger, que "o ego é um processo que se desdobra". Em segundo lugar, cada fase do desenvolvimento do ego funciona muito bem até atrapalhar. A curva de seu modelo pode ser resumida da seguinte forma: sua sobrevivência depende do desenvolvimento de um senso de identidade distinto e forte, mas, à medida que você envelhece e se torna mais sábio, esse senso de identidade distinto e forte pode começar a se tornar um obstáculo, pelo menos em determinadas situações. O mesmo ego que nos ajuda a satisfazer nossas necessidades básicas, a nos separar de forma saudável de nossos cuidadores e a nos proteger de ameaças também pode provocar sentimentos de isolamento, ansiedade e angústia existencial. A competência essencial, então, é perceber quando a manifestação atual do nosso ego nos é útil e aprender a deixá-la para trás quando não for. Quando estou em um cruzamento e o semáforo muda de vermelho para verde, é muito importante que eu me conecte a um ego que está separado e no controle, para que eu possa pisar no acelerador e seguir meu caminho. O mesmo acontece quando estou tentando levantar muito peso na academia. Quando meus filhos saírem de casa para ganhar o mundo e seguir com sua própria vida, ou quando eu estiver doente ou em meu leito de morte, entretanto, prefiro me conectar a um ego que seja abrangente, articulado, e não a um controlador excessivo. Esses exemplos podem ser extremos, mas elucidam um ponto crucial: até o próprio ego pode ser um conceito fluido e flexível, se decidirmos torná-lo assim.

Identidades convencionais e finais

Quando o Buda histórico estava lecionando e viajando pela Ásia, ele foi abordado por um errante chamado Vacchagotta, que lhe perguntou categoricamente se existe ou não um eu — uma pergunta e tanto. Eis abaixo a tradução da cena feita pelo acadêmico Bhikkhu Bodhi, conforme registrada no Cânone Páli, um dos mais antigos textos budistas remanescentes:

— Então , Venerável Gotama, existe um eu? — pergunta Vacchagotta. Quando isso foi dito, o Buda ficou em silêncio. — Então, não existe eu? — responde Vacchagotta. Pela segunda vez, o Buda fica em silêncio. Então, o errante Vacchagotta se levanta do seu assento e parte.

Posteriormente, Ananda, o leal discípulo e devoto confiável de Buda, pergunta-lhe sobre a situação:

— Então... Buda... pareceu que Vacchagotta, o errante, acabou de lhe fazer uma pergunta bem importante. O que foi que rolou? Por que não lhe respondeu? (Tradução minha.)

Já que a resposta do Buda é muito importante, voltemos à tradução de Bhikkhu Bodhi:

— Ananda, se eu, tendo sido perguntado pelo errante Vacchagotta se existe um eu, tivesse respondido que existe um eu, isso seria compatível com o surgimento do conhecimento de que todos os fenômenos são não eu? — diz o Buda.
— Não, venerável senhor — diz Ananda.
O Buda continua:
— E se eu, quando ele me perguntou se não existe um eu, tivesse respondido que não existe um eu, o confuso Vacchagotta ficaria ainda mais confuso, pensando: "Aquele eu que eu costumava ter, agora não existe?".

O silêncio do Buda significa[16] que ele não viu nenhuma resposta útil para a pergunta.

O encontro do Buda com Vacchagotta e sua conversa subsequente com Ananda se tornou uma das passagens mais discutidas dos textos budistas. Embora diversos acadêmicos e escolas modernas ofereçam perspectivas ligeiramente diferentes, a mais comum, e eu diria a mais útil, é mais ou menos assim: existe um eu "convencional", que é o eu que está lendo ou ouvindo este livro neste momento, o eu que assume o controle e atravessa um cruzamento. O eu convencional é inteiramente real e importante. Sem ele, não poderíamos navegar pela vida cotidiana. Mas também existe um eu "final", que é o eu conectado com tudo e todos ao seu redor, incluindo a comida que come, suas experiências anteriores, a genética de seus ancestrais, o ar que respira, os filhos que cria, e assim por diante. O eu final[17] é tão verdadeiro quanto o eu convencional. Ambos podem existir e existem ao mesmo tempo. É um argumento inteiramente racional e empírico. Só faz explodir a cabeça das pessoas porque estamos habituados a pensar na base de isto *ou* aquilo, quando tantas verdades profundas exigem pensar na base de isto *e* aquilo.

O eu espiritualizado, profundamente verdadeiro e sem dualidade do Buda é surpreendentemente semelhante à fase mais elevada do desenvolvimento do ego de Jane Loevinger: o ego que compreende sua fluidez, que sabe quando se deixar para trás sem perder completamente seu senso de identidade.

***

Enfrentamos problemas não quando temos uma identidade forte, mas quando essa identidade forte se torna muito rigidamente ligada a qualquer objetivo, pessoa ou conceito, incluindo a forma como ela se vê. Portanto, é vantajoso manter nossas identidades de duas maneiras ao mesmo tempo. Existe o eu convencional, que é distinto, estável e está aqui agora. E existe o eu final, que está em constante mudança, que transcende qualquer empreitada. Manter o segundo eu em mente nos libera para nos destacarmos mais plenamente com o primeiro, uma vez que ficamos menos apreensivos com o fracasso e a mudança profundos. Foi exatamente isso que aconteceu com o patinador de velocidade Nils van der Poel. À medida que ele foi desenvolvendo uma identidade mais fluida, passou a gostar mais de competir; lembre-se, em suas próprias palavras, de que ele "não tinha nada a temer". O senso de identidade fluido de Ginger Feimster permitiu que ela transcendesse o que significava ser uma cristã devota e uma mãe sulista. E eu estou vivendo o processo de descobrir uma nova relação com o esporte de alto desempenho, portanto, uma nova relação comigo mesmo.

Há multidões dentro de nós

Terry Crews cresceu em Flint, Michigan. Ao longo de sua infância, ele demonstrou uma inclinação pela arte. Aos oito anos, já se destacava pintando telas e também tocando flauta. Isso continuou até os últimos anos do ensino fundamental, e ele recebeu uma bolsa de estudos do prestigiado internato Interlochen Center for the Arts, no noroeste de Michigan. A única coisa que impediu Crews de aproveitar essa oportunidade foi que ele também era muito bom jogando futebol americano. Na verdade, "muito bom" para ele era pouco. Ele arrasava. Então, ele permaneceu em sua escola de ensino médio convencional e obteve sucesso nos gramados.

Crews acabou indo estudar na Western Michigan University, onde recebeu duas bolsas de estudo, uma de artes e outra de esporte. Ele teve uma carreira estelar no futebol americano universitário e foi escolhido pelo Los Angeles Rams no *draft* da NFL de 1991. Quando não estava acabando com os adversários na posição de *linebacker*, ele exercitava sua sensibilidade artística desenhando os companheiros de equipe. Em 1997, após sete temporadas árduas, Crews se aposentou do futebol americano. Naquela época, ele jogava pelo Philadelphia Eagles, porém ele e a esposa decidiram voltar para Los Angeles, onde Crews esperava seguir a carreira de ator. Infelizmente para ele, os executivos do mundo do entretenimento não conseguiam enxergar como a experiência dele no futebol americano serviria para a atuação. Depois de um ano de rejeições, Crews aceitou empregos como varredor de fábrica e segurança em boates.

Assim como acontece com tantos atletas, a transição de Crews quando abandonou o esporte foi desafiadora. Ele deixou de ser um destaque no campo para ser simplesmente um sujeito qualquer. "[Você percebe que] você não é quem pensa ser. Porque você é conhecido como atleta, cada um é conhecido assim e assado, e, de repente, você tem que reconstruir sua vida... É muito estranho e esquisito",[18] ele explica.

Em 1999, por intermédio de seus contatos na boate, ele soube que haveria um teste para um novo programa de TV, *Battle Dome*. O programa parecia um pouco com luta livre, e o físico de atleta profissional de Crews fazia com que ele fosse perfeito para participar. Depois de um processo longo e demorado, Crews conseguiu a vaga. Após *Battle Dome*, ele continuou fazendo testes, aceitando papéis pequenos em filmes e fazendo novos contatos. Devagar, mas com determinação, a carreira de ator de Crews foi ganhando força, e ele conquistou papéis em filmes e programas de TV, como *As branquelas*, *Golpe baixo*, *Todo mundo odeia o Chris*, *Idiocracia*, *America's Got Talent* e *Brooklyn Nine-Nine*. Ele atribui a persistência que o colocou onde está hoje em Hollywood à disciplina que aprendeu como jogador de futebol americano.

"É meio esquisito, porque eu olho para o mundo do entretenimento e para a minha carreira no futebol americano, os altos e baixos, os prós e contras e o quão difícil foi, isso realmente me preparou para o mundo do entretenimento, para a rejeição que eu teria que superar, para eu poder ir a um teste e perceber que a rejeição não tinha a ver comigo",[19] diz Crews. "Devo dizer que ter jogado na NFL durante sete anos me preparou para Hollywood. De verdade. Você tem que aprender como levar um soco."[20]

Em seu livro *Por que os generalistas vencem em um mundo de especialistas*, o escritor e cientista David Epstein apresenta um argumento convincente sobre os benefícios de ser um generalista. Enquanto um especialista se concentra de forma muito restrita em um objeto específico, um generalista busca uma ampla gama de experiências diversas. Epstein cita centenas de estudos que apontam para as vantagens deste último, que vão desde maior criatividade, melhor saúde e forma física até o aprimoramento das capacidades de resolução de problemas. Quer uma pessoa deseje ser cientista, atleta, artista, escritor, empreendedor ou empresário, a evidência é clara: é útil ser um generalista, ou pelo menos tentar a estrada ampla antes da estreita. Pratique mais de um esporte na infância e na adolescência, e você terá mais chances de se tornar profissional quando adulto. Experimente estilos de arte diferentes, e terá mais chances de criar uma obra-prima. Estude diversos assuntos, e terá mais chances de cruzar com um avanço científico ou uma nova maneira de resolver um problema de negócios ou gestão.

Por que os generalistas vencem em um mundo de especialistas é um livro maravilhoso, um de meus prediletos da última década.

Suspeito que parte da razão pela qual tenha sido tão bem recebido se deva ao fato de compreendermos sua mensagem de forma intuitiva, ainda que a sociedade moderna nos diga sempre o contrário. A especialização restrita funciona bem no curto prazo, mas não é uma estratégia boa nem saudável no longo prazo. Assim como Terry Crews, é melhor ser fluido, desenvolver uma identidade que tenha folga. Desde que o livro de Epstein foi publicado em 2019, estudos complementares[21] demonstraram que a excelência em uma atividade específica segue frequentemente um período de amostragem em muitas outras. No jargão dos cientistas comportamentais, é benéfico primeiramente "explorar" muitos aspectos de sua identidade e habilidades antes de "explorar" qualquer um deles em particular. Além do mais, podemos repetir esse ciclo ao longo de nossa vida. Há uma razão pela qual talvez a estrofe mais conhecida do estadunidense Walt Whitman seja a seguinte:

Eu sou contraditório?
Muito bem, então, sou contraditório,
(Eu sou imenso, há multidões dentro de mim).

Além dos benefícios externos de ser generalista, existe um enorme benefício interno. Você vai ficando cada vez mais resistente e flexível. Se aprender a se definir de forma ampla, então a mudança — seja o envelhecimento ou a aposentadoria, o ganho ou a perda, o sucesso ou o fracasso — se torna menos ameaçadora. Você pode sofrer um golpe em uma parte de sua identidade sem perder outras. No próximo capítulo, pegaremos esse senso fluido de identidade — que é imenso e abriga multidões, independentes e dependentes, diferenciadas e integradas — e aprenderemos sobre a importância de desenvolver limites resistentes e flexíveis para orientar a trajetória que se desdobra à sua frente.

CULTIVE UM SENSO FLUIDO DE SI MESMO

- Tal como a água, um senso fluido de identidade pode penetrar e preencher qualquer espaço; mas também pode escoar desse espaço sempre que for necessário, mudando de formato sem mudar de forma.
- Um senso fluido de identidade não tem dualidade, ele é:
  - ➔ não diferenciado *ou* integrado, mas diferenciado *e* integrado;
  - ➔ não independente *ou* interdependente, mas independente *e* interdependente;
  - ➔ não separado *ou* conectado, mas separado *e* conectado;
  - ➔ não convencional *ou* final, mas convencional *e* final.
- Quanto mais pudermos conceituar nossas identidades sem dualidade, mantendo todas essas contradições de uma só vez, melhor estaremos e ficaremos.
- Ao nos concebermos de uma forma fluida, a mudança, seja interna ou externa, torna-se menos ameaçadora; nossas identidades tornam-se mais resistentes e flexíveis e, assim, mais capazes de resistir e persistir no longo prazo, inclusive ao longo de todos os incontáveis ciclos de ordem, desordem e reordenação.

4
Desenvolva limites resistentes e flexíveis

Imagine um rio. É um fenômeno concreto e observável. No entanto, também está sempre fluindo e mudando. Uma parte essencial do rio é sua margem, que serve como um reservatório para reter o fluxo e lhe proporcionar direção. Sem a margem, o rio não existiria. No lugar dele, haveria simplesmente água fluindo aleatoriamente. Pode ser útil pensar sobre nossas identidades da mesma maneira. O fluxo representa a nossa fluidez; estamos em constante mudança, nos movimentando para um lado e para o outro. A margem representa nossos limites resistentes e flexíveis, que retêm e organizam o fluxo, criando uma trajetória distinta e observável. No capítulo anterior, discutimos como cultivar um senso fluido de identidade. Ao fazer isso, nós nos concentramos principalmente no fluxo. Agora, examinaremos as margens, aprendendo como definir e aplicar as bordas que mantêm nossas identidades unidas e lhes dão forma ao longo do tempo.

Uma pessoa que ilustra bem esse conceito é Georgia Durante: a modelo que virou motorista da máfia, depois dublê, depois empreendedora e escritora. Na adolescência, no final da década de 1960, Durante apareceu em propagandas da Kodak.

Também era frequentadora do Sundowners, uma boate administrada pela máfia da cidade de Nova York, o que injetava empolgação e intensidade à sua vida, que, fora isso, era a de uma moça recatada. Mesmo assim, suas noites na boate tendiam a ser tranquilas. Mas tudo isso mudou em uma noite fatídica, quando um homem foi baleado na sua frente. "Eu estava lá e, a um metro e meio de mim, um sujeito saca uma arma e atira no cara que estava do lado dele... Todo mundo se espalhou, e o cara caiu no chão", lembrou Durante em uma entrevista para a NPR.

Em segundos, o proprietário do Sundowners jogou um molho de chaves para Durante e disse-lhe para parar o carro na porta. "Georgia, vá buscar o carro e pare aí na frente", ele gritou. O proprietário, sua comitiva e o sujeito ferido entraram e ela acelerou para levá-los ao hospital, chegando em tempo recorde. Depois de deixarem o ferido, os mafiosos no carro não paravam de falar sobre como estavam impressionados com as habilidades da moça ao volante. Após alguns murmúrios, eles ofereceram a ela a oportunidade de "trabalhar como motorista" para eles. Começou com Durante recolhendo e entregando pacotes, mas, à medida que a máfia observava ainda mais suas extraordinárias habilidades ao volante, eles começaram a usá-la em trabalhos mais perigosos. A certa altura, Durante passou a ser a motorista de fuga em roubos e outros crimes O pagamento era decente, e ela gostava do estilo de vida em alta velocidade. Se Durante incorporou qualquer atributo,[1] foi a intensidade.

Alguns anos depois, porém, estourou uma guerra na máfia, e Durante sabia que teria que deixar a cidade. À época, ela tinha uma filha de sete anos e era casada com um mafioso que estava se tornando agressivo. A situação em Nova York ficou rapidamente insustentável, e eles fugiram para San Diego, na Califórnia, onde as agressões de seu marido ficaram mais intensas, até que um dia

Durante criou coragem para ir embora. Com pouco mais de sete dólares na carteira, ela e a filha foram de carro para Los Angeles. Dormiam no carro e roubavam comida de lojas de conveniência para sobreviver. Chegou uma hora em que Durante e a filha foram morar com um velho amigo em Brentwood. Era fundamental que elas se mantivessem discretas para não serem descobertas pela máfia ou pelo ex-marido agressivo de Durante, mas ela também tinha que achar uma maneira de ganhar dinheiro. Estava encrencada e, pela primeira vez, era uma encrenca da qual não conseguiria sair pisando fundo no acelerador... ou foi o que imaginou.

Certa tarde, enquanto passava o tempo assistindo à TV no sofá da casa do amigo, ela percebeu que muitas propagandas de carros mostravam curvas devastadoras e estradas sinuosas em desfiladeiros. Durante esses comerciais, raramente se via, se é que alguma vez se via, o motorista. Então, surgiu a ideia. O casamento perfeito. Um trabalho anônimo em que ela poderia aplicar sua intensidade feroz e suas habilidades bastante aperfeiçoadas. Contando com seu talento para fazer contatos, que aprendeu com a máfia, Durante ficava sabendo onde ocorreriam as filmagens e começou a aparecer nas locações, implorando aos diretores que lhe dessem uma chance ao volante. A princípio, ninguém aceitou. Descartavam-na porque não acreditavam que uma mulher pudesse chegar a algum lugar como dublê de motorista. Apesar disso, ela persistiu, e finalmente um diretor lhe deu uma chance. Foi lá e o deixou maravilhado com o que sabia fazer ao volante.

Durante ficou famosa como motorista de elite em Hollywood e começou a ser contratada para uma quantidade cada vez maior de trabalhos. Logo estava trabalhando como dublê da Cindy Crawford nos comerciais da Pepsi. A demanda por sua perícia aumentava e ela acabou tendo que recusar trabalhos. Em determinado momento, abriu sua própria empresa, a Performance Two, que fornecia dublês de motorista para produções de Hollywood e para praticamente todas as grandes fábricas de automóveis. "A vida é o que é",[2] Durante escreve em seu livro de memórias, *The Company She Keeps*. "Como lidamos com isso é o que importa."

A resistência de Durante está em sua intensidade e em sua afinidade com o volante. Sua flexibilidade está na maneira com que aplicou essa intensidade e nas situações em que dirigia. Se você se recolhe totalmente, na esperança de se manter igual e tentar se isolar da mudança, então você corre o risco de desmoronar. No entanto, se você tem fluidez sem nenhum limite ou direção, pode acabar ficando um tanto confuso, sem saber quem você é. O restante deste capítulo fala sobre orientar a evolução da sua identidade, ou pelo menos definir o caminho geral de sua trajetória. Trata-se de confrontar e se adaptar à mudança e à desordem sem ser transformado por ela a ponto de não se reconhecer mais.

Limites resistentes

Para todas as coisas na vida que não podemos controlar, há pelo menos uma possível: seus valores essenciais, que representam suas crenças fundamentais e princípios orientadores. São os atributos e as qualidades que mais importam para você. Temos entre os exemplos disso autenticidade, presença, saúde, comunidade, espiritualidade, relacionamentos, intelecto, criatividade, responsabilidade e confiabilidade.

Em minha experiência como coach, peço que praticamente todos os meus clientes apresentem de três a cinco valores essenciais. Em períodos de relativa estabilidade, estes valores atuam como um painel de instrumentos interno, uma maneira de tornar tangíveis as características que servem de apoio para você em termos de se sentir e fazer o melhor que pode. Para cada valor essencial, criamos uma única frase para personalizá-lo e torná-lo concreto. Por exemplo, uma pessoa pode ter "presença" como valor essencial e defini-la como *estar totalmente presente para as pessoas e os objetivos que mais importam para elas*. A próxima etapa é apresentar exemplos específicos de como colocar em prática cada valor essencial na vida cotidiana. Continuando com a "presença", alguém talvez diga *Programar e concluir pelo menos três blocos de trabalho totalmente focado em projetos de alta prioridade por semana*, ou *Pedir que meu companheiro esconda meu telefone todo dia às sete da noite e só me devolva às sete horas da manhã do dia seguinte para que eu possa ficar com minha família sem distrações*.

Os valores essenciais também desempenham um papel importante em períodos de mudança, desordem e incerteza. Quando você sente o solo se mexendo sob seus pés, quando não sabe o que fará a seguir, você talvez se pergunte "Como posso me movimentar no sentido de meus valores essenciais?". Ou, se isso não for possível, você pode considerar, *"Como posso protegê-los?"*. Por exemplo, se você tiver um valor essencial de "criatividade", poderá mudar de trabalho, e até de meios, e continuar demonstrando seu valor. Exercitei a criatividade elaborando slides de PowerPoint para uma firma de consultoria, trabalhando como coach de médicos, apresentando um podcast, escrevendo livros como este e sendo pai de uma criança pequena. No caso de Georgia Durante, seu valor essencial de intensidade permaneceu com ela o tempo todo, mesmo quando sua vida mudou drasticamente.

A portabilidade dos valores essenciais significa que é possível exercitá-los em praticamente todas as circunstâncias. Assim, eles se tornam uma fonte de estabilidade ao longo da mudança, forjando os limites resistentes dentro dos quais seu senso de identidade pode fluir e evoluir. Nada pode tirar seus valores de você.

Eles são o leme que direciona você rumo ao desconhecido, orientando como diferenciar e integrar com o passar do tempo. Sim, os valores essenciais podem mudar, e às vezes mudam, de fato; mas, mesmo assim, é priorizar e atuar com base em seus valores essenciais anteriores o que leva você aos seus novos valores essenciais. Fortificado por estes valores, as mudanças, a desordem e a incerteza ficam um pouco menos ameaçadoras e intimidadoras.

Vamos levar em consideração um estudo recente publicado no *Proceedings of the National Academy of Sciences*, em que Emily Falk, psicóloga da Universidade da Pensilvânia, e seus colegas utilizaram a tecnologia de imagem por ressonância magnética funcional para examinar o que acontece dentro do cérebro das pessoas quando são apresentadas a mudanças que comumente passam uma sensação ameaçadora. Por exemplo, uma pessoa que fuma ou abusa do álcool pode ser informada de que precisa parar com seu vício a partir do dia seguinte. Ou uma pessoa que nunca fez exercícios pode ser informada de que precisa começar uma série de malhação mais tarde naquele mesmo dia. Pessoas que foram instruídas a refletir profundamente sobre seus valores essenciais antes de serem apresentadas a esses cenários demonstraram atividade neural intensificada em uma parte do cérebro (o córtex pré-frontal ventromedial, ou sua sigla em inglês, VMPFC) associada à "valorização positiva" e à visualização de ameaças como meros desafios fáceis de serem administrados. Em vez de se fecharem ou resistirem a uma mudança potencialmente difícil, seu cérebro as levaram a se envolver com ela. As que não foram instruídas a refletir sobre seus valores essenciais não apresentaram aumento de atividade neural em seu VMPFC. Esses efeitos não ficaram restritos apenas ao laboratório. Os indivíduos que refletiram sobre seus valores essenciais[3] passaram a trabalhar com sucesso ao passar por grandes mudanças (neste estudo, relacionadas com comportamentos de saúde, como nos exemplos anteriores) no mundo real em um ritmo muito mais acelerado do que o grupo de controle.

Vamos mudar da biologia para a psicologia. No cerne da ansiedade, geralmente está uma preocupação avassaladora com a mudança e a incerteza. Não surpreende, portanto, que os valores essenciais tenham destaque em um tratamento padrão ouro para transtornos de ansiedade: terapia de aceitação e compromisso, ou a sigla ACT. Quando conversei com Steven Hayes, professor de psicologia clínica da Universidade de Nevada que desenvolveu a ACT, ele explicou que o principal efeito dos valores essenciais reside na força e na resistência que proporcionam. Tudo ao redor da pessoa — e, no caso da ansiedade, tudo dentro da pessoa também — pode parecer fora de controle e, mesmo assim, ainda é possível que ela supere e atue alinhada aos seus valores.

A ansiedade quer que você evite a mudança e a incerteza, portanto, quase sempre possui um efeito limitante na vida de uma pessoa. Mas se for possível conhecer e confiar em seus valores essenciais, basicamente conhecendo e confiando nas partes mais profundas de si mesmo, então será possível avançar corajosamente rumo ao desconhecido. Independentemente do que você tiver que enfrentar ou do que estiver sentindo, poderá se escorar em seus valores essenciais para obter apoio e orientar seus próximos passos. Hayes e seus colegas demonstraram[4] o impacto positivo dos valores essenciais em centenas de estudos. Suas descobertas psicológicas sobre o poder desses valores alinham-se quase perfeitamente às descobertas biológicas de Falk. Seu fascinante estudo da imagem por ressonância magnética funcional meramente nos permite olhar por baixo do capô. Mesmo em meio ao medo, ao caos e às ameaças, nossos valores essenciais oferecem resistência, força e estabilidade.

Este tema é particularmente importante, portanto, vale a pena fazer um resumo rápido: os valores essenciais são os seus princípios orientadores. É positivo ter de três a cinco deles (você encontra uma relação ampliada de exemplos de valores essenciais no apêndice da página 245). Defina os seus valores essenciais individualmente em termos específicos e pense em algumas formas de praticá-los no seu dia a dia. O objetivo é pegar o que podem parecer qualidades e atributos elevados e torná-los o máximo possível tangíveis. Quando você for confrontado com mudanças e desordem, utilize seus valores essenciais para navegar rumo ao desconhecido. Pergunte-se como você avançaria no sentido de seus valores essenciais e de quais novas maneiras poderia praticá-los. Se uma força externa exigir que você os deixe para trás — que não há genuinamente nenhuma maneira construtiva de aplicá-los na nova realidade —, então isso costuma ser um bom sinal para considerar a resistência. Embora não seja necessário, é normal que seus valores essenciais mudem com o passar do tempo. Navegar pelo mundo utilizando seus valores essenciais atuais é o que orienta você para os novos.

Seus valores essenciais mantêm unidas suas identidades diferenciada e integrada, independente e interdependente, e convencional e final, criando um todo coerente, complexo e duradouro. Eles ajudam você a tomar decisões difíceis, servindo como limites dentro dos quais você evolui e cresce ao longo do tempo, que é o tema que abordaremos a seguir.

Aplicação flexível

Durante décadas teorizando sobre a alostase e pesquisando-a, Peter Sterling observou consistentemente o mesmo padrão: os organismos que permanecem saudáveis e resilientes durante longos períodos são aqueles capazes de se adaptar a ambiente em constante mudança. Mas não fazem isso aleatoriamente. Pelo contrário, sua adaptação é orientada por suas características e necessidades centrais. Em termos puramente biológicos, isso significa que a maioria dos organismos se adapta de formas que aproveitam seus pontos fortes para lhes dar uma melhor chance de comer, beber e se reproduzir. Como o escopo deste livro vai além da biologia básica, podemos pegar as descobertas de Sterling e aplicá-las de forma mais ampla. Nossa saúde, longevidade e excelência — nossa capacidade de manifestar plenamente nossos dons, de nos sentirmos bem e de fazer o bem — depende de nossa capacidade de nos adaptarmos de formas que protejam, e idealmente promovam, nossas "características centrais": segundo nossos termos e nossos valores essenciais. Contudo, isso não significa que os pratiquemos sempre da mesma maneira. Aqui, a flexibilidade é essencial.

Roger Federer é um dos maiores tenistas de todos os tempos. Sua carreira é excepcional por vários motivos (ele já conquistou 103 títulos de simples, incluindo 20 títulos de Grand Slams), mas provavelmente sobretudo por sua duração. Enquanto muitos tenistas atingem o auge entre os 25 e os 29 anos, Federer continuou vencendo mesmo na casa dos 30 anos. Embora sua trajetória não tenha sido imediatamente ascendente. Entre 2013 e

2016, Federer, então com trinta e poucos anos, sofreu uma série de lesões que afetaram particularmente suas costas. Ele não ganhou nenhum título de simples em um Grand Slam durante esse período e foi forçado a desistir de torneios que, no passado, teria vencido facilmente. Muitos acreditaram que a idade de Federer estava finalmente afetando seu desempenho.

Então uma coisa notável aconteceu. Em 2017, ano em que completou 36 anos, Federer fez uma temporada incrível, uma das melhores de toda a sua carreira. Venceu 54 partidas e perdeu apenas cinco, o melhor percentual de vitórias que obtinha desde 2006, quando tinha 25 anos. Ele conquistou dois títulos de Grand Slam e chegou a ser o número dois do mundo. Essa recuperação e a notável longevidade de Federer podem ser atribuídas a dois fatores principais: primeiro, seu amor inabalável pelo tênis e sua dedicação às competições e à excelência; em segundo lugar, sua capacidade de se adaptar à passagem do tempo. A maioria das pessoas chega a um ponto em sua carreira em que se torna resistente à mudança. Ficam satisfeitas em continuar fazendo as coisas do jeito que sempre fizeram. Federer não é como a maioria das pessoas.

Quando passou pela fase difícil por conta da idade, entre 2013 e 2016, Federer fez uma série de mudanças significativas. Treinava e competia menos para poder se concentrar mais no repouso e na recuperação entre eventos importantes. Subia à rede com frequência, o que encurtava a duração dos pontos para que ele não tivesse que correr durante horas a fio pela linha de fundo contra adversários que eram muito mais jovens. Ele aprendeu a fazer um *backhand* com uma das mãos que tinha muito *topspin*, poupava sua energia e dava muita dor de cabeça ao seu rival de então, Rafael Nadal. Além disso, acolheu as novas tecnologias, deixando para trás a raquete com a qual havia jogado durante a maior parte de sua carreira, aquela que o havia tornado, talvez, o maior tenista de todos os tempos, em favor de uma raquete nova com tecnologia de design aprimorada que todos os jovens tenistas já estavam utilizando.

Federer manteve seus valores essenciais de competitividade e excelência, bem como seu amor pelo tênis, porém, quando confrontado com algo inevitável, a chegada da idade, ele soube ser flexível na forma como os praticava. "Você pode ser teimoso e bem-sucedido ou pode se abrir um pouco e mudar as coisas. Para mim, é importante ter um pouco dos dois",[5] diz Federer. "A lesão nas costas em 2013 me ofereceu a oportunidade de olhar a situação de uma perspectiva mais ampla, em vez de somente pensar que eu precisava ficar bom das costas e aí eu ficaria bom de novo, e voltaríamos às coisas como eram antes... Tudo sempre evolui e muda. Sempre fui bastante aberto quanto a isso."

Consequentemente, Federer teve uma das carreiras mais longas e bem-sucedidas que qualquer tenista nos tempos modernos. Ele também se tornou um exemplo para uma geração mais jovem de astros, um papel que, sem dúvida, abrirá novas oportunidades para ele praticar seus valores essenciais em sua aposentadoria, que anunciou ao final de 2022, aos 41 anos.

No início da década de 1960, os astrônomos estadunidenses Arno Penzias e Robert Wilson tiveram a oportunidade de colocar as mãos em uma antena gigantesca que havia sido construída pela Bell Labs, em Holmdel, Nova Jersey. Originalmente utilizada para transmitir informações atravessando longas distâncias na Terra, a antena ficou obsoleta com a chegada de nova tecnologia em 1962, liberando a engenhoca para Wilson e Penzias utilizarem em suas pesquisas, que se concentravam no estudo das ondas de rádio provenientes da Via Láctea. A dupla ficou empolgadíssima por ter esse novo instrumento em seu arsenal.

Pouco depois de eles terem começado a trabalhar com a antena, uma contrariedade esfriou o entusiasmo dos dois. Não importava para onde a apontassem, a antena transmitia uma constante estática de fundo de baixo nível que os distraía dos sinais que buscavam. Depois de testarem diversas hipóteses para o que seriam as prováveis fontes da estática — incluindo a própria antena, ruído da cidade vizinha de Nova York, atividade nuclear humana, interferência originária do movimento planetário, e até pombos — os dois se depararam com uma realidade que não podiam ignorar, pelo menos não se quisessem permanecer fiéis ao método científico que tanto valorizavam. A estática de baixo nível que estavam captando não era um defeito, e sim uma característica. Era uma parte importante do universo que merecia investigação por si só.

Embora outros pesquisadores já tivessem se deparado com esse zumbido onipresente, aquela era a primeira vez que a expressiva comunidade científica o levaria a sério. No passado, muitos cientistas haviam desconsiderado o fenômeno porque seu significado só se aplicaria à cosmologia, o estudo da origem e do desenvolvimento do universo. No entanto, a cosmologia não era o campo mais conceituado. Em seu livro *Os três primeiros minutos*,[6] o físico teórico Steven Weinberg explica que "na década de 1950, o estudo do universo primitivo era amplamente considerado como o tipo de coisa à qual um cientista respeitável não dedicaria seu tempo", mas Penzias e Wilson *eram* cientistas respeitáveis, e sua abordagem meticulosa os levou a acreditar que o zumbido misterioso deveria ser levado a sério.

Apesar de o ruído não se enquadrar no âmbito de suas investigações originais, e muito embora coubesse a um campo que eles estavam predispostos a ignorar, a dupla levou suas descobertas a físicos da Universidade de Princeton. Um desses acadêmicos, Robert Dicke, estivera trabalhando na comprovação da teoria do Big Bang, que à época estava atolada em controvérsias. Segundo Dicke, o pós-choque do nascimento explosivo do universo teria ficado perceptível como radiação de fundo em micro-ondas. Isso descrevia precisamente o fenômeno com que Wilson e Penzias se depararam.

A princípio, Wilson não ficou entusiasmado[7] com a ideia de que algo que ele havia ajudado a descobrir pudesse ser utilizado para validar a teoria do Big Bang. Afinal, ele era partidário da teoria rival,[8] a do estado estacionário, que sustentava que o universo não tem começo nem fim. Porém, quando se deparou com descobertas científicas anteriores, Wilson não teve escolha senão encarar os fatos, ou, mais precisamente, o zumbido de fundo: o que ele havia observado com sua antena gigantesca não validou suas crenças anteriores nem o ajudou a encontrar os sinais de rádio da Via Láctea que ele procurava. O que ela fez, entretanto, foi provar que grande parte de sua visão de mundo estava errada.

O que Penzias e Wilson inicialmente vivenciaram como uma contrariedade acabou por ser o que os cientistas hoje chamam de radiação cósmica de fundo em micro-ondas, ou CMB, na sigla em inglês. Essa radiação não só elevou a teoria do Big Bang à sua posição atual como a explicação dominante para a origem do universo, mas também proporcionou diferentes lampejos sobre a história do nosso universo. Atualmente, os astrônomos utilizam a CMB[9] para determinar o conteúdo total do universo, para compreender a origem das galáxias e para estudar os primeiros momentos logo após o Big Bang.

Wilson e Penzias poderiam ter-se mantido fiéis às suas suposições e predisposições iniciais. Poderiam ter decidido ignorar a estática, descartando-a como um incômodo misterioso. Poderiam também ter se recusado a levar suas descobertas para um pesquisador cuja visão cosmológica desafiava a deles. Se tivessem feito isso, ainda poderíamos estar surdos aos murmúrios instrutivos do nosso universo. No entanto, os dois pesquisadores aderiram ao seu valor essencial comum do método científico, optando por adaptar sua exploração e, no final das contas, suas conclusões, em consonância com as provas empíricas. A flexibilidade resistente da dupla foi recompensada:[10] em 1978, Penzias e Wilson foram agraciados com o Prêmio Nobel de Física por sua descoberta.

As histórias de Georgia Durante, Roger Federer, Arno Penzias e Robert Wilson comprovam a capacidade de aplicar, de forma flexível, os valores essenciais resistentes de uma pessoa.

Resistência sem flexibilidade é rigidez; flexibilidade sem resistência é instabilidade. Entretanto, junte os dois e você emergirá com a força necessária para persistir e prosperar no longo prazo — um tema que se aplica não apenas aos indivíduos, mas também às organizações.

Ecologia populacional

No final da década de 1970, os psicólogos organizacionais Michael Hannan e John Freeman, então na Universidade Stanford e na Universidade da Califórnia, em Berkeley, desenvolveram uma teoria chamada *ecologia populacional*. A ecologia populacional analisa setores específicos e examina a fundação e a falência de organizações durante longos períodos. Eles observaram vários exemplos de que, quando o ambiente operacional de um campo específico muda, algumas organizações perdem espaço e são substituídas, seja por seus concorrentes atuais ou por concorrentes novos que estejam mais adequados às exigências externas.

Até hoje, a ecologia populacional continua sendo um alicerce dos estudos organizacionais. É uma teoria complexa e intrincada; dá para passar um doutorado inteiro estudando-a. Mas se eu tivesse que resumir seus três princípios mais importantes, seria mais ou menos assim: primeiro, quanto mais rígida for a estrutura de uma organização, maior será a probabilidade de essa organização perder espaço durante períodos de desordem. Segundo, a força de uma organização no curto prazo torna-se muito facilmente sua fraqueza no longo prazo; se uma organização estiver calcificada demais em torno de determinados atributos ou objetivos, quando o ambiente muda, esses mesmos atributos ou objetivos muitas vezes atrapalham. Terceiro, quanto maior for a mudança externa,[11] maior será a probabilidade de todas as organizações enraizadas em um setor ou serem extintas ou mudarem tanto que mal seriam reconhecidas.

Em outras palavras, as organizações são como as pessoas: lutam para manter suas identidades durante períodos de mudança e desordem. Algumas não mudam o suficiente. Outras mudam tanto que perdem totalmente de vista o que são. Somente as organizações que cultivam deliberadamente seus limites resistentes e depois os aplicam com flexibilidade têm chance de prosperar no longo prazo.

Quando Hannan e Freeman desenvolveram a ecologia populacional na década de 1970, a mudança industrial em larga escala ainda era relativamente lenta, como as placas tectônicas que se deslocam gradualmente. Contudo, desde a proliferação da internet em meados da década de 1990, o ritmo da mudança na maioria dos setores foi exponencialmente intensificado. Praticamente toda a economia global se tornou dependente dos computadores.

A Lei de Moore diz que a capacidade computacional duplica a cada dois anos. A consequência foi uma mudança intensificada, ciclos mais frequentes e comprimidos de ordem, desordem e reordenação. Saber navegar por esses ciclos é fundamental para a longevidade de uma empresa e as consequências de erros são significativas. É por isso que a Blockbuster Video ainda aparece em slides de PowerPoint em salas de reunião de todo o mundo, representando uma história de terror que todas as empresas agora tentam evitar.

Talvez nenhum setor tenha sido mais afetado pelas rápidas mudanças tecnológicas do que a publicação de jornais. Antigamente, a única opção de um leitor era um jornal impresso, e a única opção de um anunciante era um anúncio impresso. Em consequência disso, em meados da década de 1990, havia um punhado de prósperos jornais nacionais e regionais, bem como inúmeros jornais locais. Obviamente não é mais assim. Atualmente, os jornais concorrem com sites, podcasts, redes sociais, vídeos e diversas outras mídias digitais por anunciantes e leitores, agora chamados de *usuários finais* ou *globos oculares*. De acordo com o laboratório de ideias Pew Research Center, a circulação de jornais diminuiu 60% desde 1995, passando de cerca de 62 milhões de cópias diárias, à época, para 25 milhões atualmente. Apesar de alguns ganhos na quantidade de leitores digitais, a receita global dos jornais diminuiu cerca de 66% desde 2000. E, desde 2004, o emprego no setor jornalístico[12] caiu mais de 50%. Embora a grande maioria dos jornais tenha enfrentado dificuldades para simplesmente sobreviver, há pelo menos um que prosperou.

Os jornais podem ser polarizadores. Desconsidere este fato, no entanto, enquanto nos aprofundamos em um breve estudo de caso. Independentemente do seu gosto literário, de inclinações políticas ou culturais, é incontestável que, *como empresa*, o *New York Times* teve um desempenho extremamente positivo durante um período de enorme desordem e perturbação em seu setor. No ano 2000,[13] o *New York Times* tinha cerca de 1,2 milhão de assinantes que recebiam o jornal, que, à época, era predominantemente distribuído em formato impresso. Em 2022, o *Times* tinha[14] mais de 10 milhões de assinantes, e, entre esses, a grande maioria acessava o jornal no formato digital. Mas dizer que acessava o "jornal" é um termo impróprio. O *Times* também atrai milhões de pessoas para seus populares podcasts, palavras cruzadas e aplicativos de culinária. Embora não tenha ficado imune à queda da receita publicitária, a empresa manteve-se altamente lucrativa. Em 2021, o *Times* declarou[15] rendimentos líquidos de 220 milhões de dólares e, ao final daquele ano, o preço das ações da empresa chegou ao ponto mais alto registrado: mais de 54 dólares por ação, um aumento de mais de 20% se comparado com o ano 2000.

O notável desempenho do *Times* contra todas as probabilidades se deve à aplicação flexível de seus valores essenciais pela organização. De acordo com o site da empresa, a missão do *Times* é "buscar a verdade e ajudar as pessoas a entender o mundo". Entre seus valores estão a independência,[16] ("seguimos a verdade, onde quer que ela nos leve"); a integridade ("a confiança de nossos leitores é essencial; nós a renovamos todos os dias por meio de nossas ações"); a curiosidade ("perguntas sem amarras... buscar diferentes perspectivas e procurar melhores maneiras de fazer as coisas"); e a excelência ("pretendemos estabelecer o padrão em tudo o que fazemos"). A missão e os valores não mudaram quando a organização fez a transição, saindo do século XX e entrando no século XXI. O que mudou, de fato, foi a forma com que o *Times* os realiza: especificamente, onde e como alcançam seu público, como discernem a verdade, e o que incluem no conceito de "entender o mundo". Isso exigiu resistência e flexibilidade em partes iguais, e, como você logo verá, continua sendo um desafio nos dias de hoje.

Já em 1994, o editor do *Times*,[17] Arthur Ochs Sulzberger Jr., comentava: "Se eles quiserem [nosso conteúdo] em CD-ROM, tentarei atender a essa necessidade. Internet? Por mim, tudo bem... Caramba, se alguém fizer a gentileza de inventar a tecnologia para isso, terei prazer em transmitir diretamente para dentro do seu córtex". Os smartphones não são canais intercorticais, mas chegam bem perto disso. Como tal, em 2010, a empresa já havia feito dos leitores digitais sua maior prioridade, bem à frente da concorrência. Também foi pioneira no setor quando criou o acesso pago ao seu site em 2011. Seguiu-se uma proliferação de pacotes e produtos de assinatura, incluindo três níveis de assinatura de notícias, bem como opções para pessoas interessadas apenas em palavras cruzadas ou conteúdo culinário. O modelo de assinatura variado ajudou o *Times* a depender menos das receitas publicitárias. Também permitiu que pagasse repórteres, escritores, editores e produtores. À medida que as receitas publicitárias continuavam a cair, não só nos meios de comunicação impressos tradicionais, mas também na internet, o *Times* concentrou-se no desenvolvimento de podcasts, com programas como *The Daily* e *The Ezra Klein Show*. A rede de podcasts proporcionou mais um canal de conexão com "leitores", e representou uma oferta em que os gastos com publicidade ainda eram relativamente fortes.

O maior desafio do *Times* até hoje tem sido integrar toda a sua rápida diferenciação, o que exige mais do que um mero exercício de posicionamento da marca. Eis a declaração do editor executivo do *Times*,[18] Dean Baquet: "Sempre tento questionar a diferença entre o que é verdadeiramente tradição e essencial e o que é mero hábito. Muitas coisas que consideramos essenciais são, na verdade, apenas hábitos. Acho que essa é a parte mais importante em liderar um lugar que está passando por mudanças drásticas e até mesmo por mudanças geracionais. Isso não vai mudar — isso é essencial, isso é a nossa identidade — e todo o resto está meio que por ser decidido".

Em vez de tentar isolar-se das mudanças, como fizeram tantos outros jornais, o *Times* viu-se conversando com elas. Até o momento adaptou-se com sucesso, mas o futuro permanece incerto — porque é claro que sim. Resta saber se resistirá ou não à próxima série de choques externos. Suspeito que os maiores desafios para o *Times*, e para todas as organizações jornalísticas, serão estabelecer uma distinção entre o que é notícia e o que é entretenimento (como previu o falecido teórico da mídia Neil Postman em 1985, estamos cada vez mais "nos entretendo até morrer"); descobrir o equilíbrio entre histórias longas e detalhadamente relatadas, ensaios reflexivos e conteúdo mais superficial, porém com muitos cliques; e claro, decidir como definir a "verdade" e manter seu valor essencial de seguir essa verdade aonde quer que ela leve, ainda que incomode leitores.

Orientando sua própria evolução

De fundamental importância para o argumento de Thomas Kuhn, o filósofo cujo trabalho discutimos brevemente no capítulo 1, é que o progresso científico segue um ciclo previsível de ordem, desordem e reordenação. A obra-prima de Kuhn, *A estrutura das revoluções científicas*, contém algumas frases que considero de enorme importância. Perto do final do livro, Kuhn explica como crises científicas acabam por fazer a transição para paradigmas novos e estáveis. "Nessas situações em que os valores devem ser aplicados, valores diferentes, tomados isoladamente, levariam a escolhas diferentes... Não existe um algoritmo neutro para a escolha de teorias", escreve ele. Para compreender plenamente como a ciência progride por meio da incerteza,[19] ele continua, é preciso entender o "conjunto específico de valores compartilhados" mantidos pelos cientistas que tentam solucionar o problema. Durante períodos de mudança e desordem — o que Kuhn chama de "crises" — emerge um paradigma novo e estável, não por acaso, mas em consequência dos valores mantidos pelas pessoas que realizam o trabalho. Os cientistas que navegam pela incerteza seguem seus valores até chegarem a um lugar novo. O progresso científico não é aleatório. É orientado por valores, principalmente pelo método científico, como vimos no exemplo de Robert Wilson, Arno Penzias e pela radiação cósmica de fundo em micro-ondas. O mesmo se aplica ao progresso pessoal e organizacional.

No capítulo anterior, aprendemos a nos conceber com fluidez. Percebemos que o desenvolvimento da complexidade (diferenciação e integração) é essencial para prosperar no relacionamento com nosso ambiente em constante mudança. Neste capítulo, aprendemos que não nos tornamos complexos e evoluímos aleatoriamente. As formas com que nos diferenciamos e integramos, o sentido que nossas trajetórias tomam ao longo do tempo devem-se a uma combinação de nossos valores essenciais resistentes e à nossa disposição e capacidade de aplicá-los de forma flexível. Junte tudo isso e o resultado é uma identidade resistente e flexível.

Audre Lorde desafiou qualquer categorização. Falecida em 1992, descreveu-se como "negra, lésbica, mãe, guerreira e poeta". Ela cresceu na cidade de Nova York e frequentou a escola católica antes de ir para uma escola de ensino médio pública. Ela se matriculou no Hunter College, onde se formou em biblioteconomia. A partir de então, passou a trabalhar como bibliotecária nas escolas públicas de Nova York. Ela e o marido, Edwin Rollins, branco e homossexual, tiveram dois filhos juntos antes de se separarem em 1970. Em 1972, ela conheceu sua companheira Frances Clayton. Ao mesmo tempo, publicava poesia e prosa abordando temas como gênero, sexualidade, raça e discriminação. Como tal, Lorde tornou-se uma figura essencial[20] em diversos movimentos ativistas, que iam desde os direitos civis, passando pelo feminismo e chegando à igualdade LGBTQIAPN+.

Durante um autoexame de rotina aos quarenta anos, Lorde encontrou um caroço no seio direito. Ela fez uma biópsia e, felizmente, o resultado deu negativo. Mas depois de um tempo, menos de um ano depois, em setembro de 1978, ela foi ao médico para mais uma avaliação. Desta vez, o tumor foi identificado como maligno. Ela começou a refletir sobre sua experiência com o câncer e a registrá-la em artigos e no diário, que acabou publicando na forma de um livro, *The Cancer Journals*. Nele, ela relembra sua reação à notícia do tumor maligno. "De vez em quando eu ficava pensando. Tenho câncer... Onde estão os modelos do que devo ser nesta situação? Mas não havia. É isso aí, Audre. Você só pode contar consigo mesma", ela escreve.

A pessoa que ela acabou se tornando foi uma versão ainda mais expansiva de si mesma, uma pessoa cuja identidade *incluía* a morte e cuja vida passou a fazer parte dos movimentos sociais que ela defendia. "Carrego a morte em meu corpo como uma condenação. Mas certamente vivo",[21] escreve. "Deve haver alguma maneira de integrar a morte à vida, sem ignorá-la nem ceder a ela." Sua solução foi utilizar sua mortalidade como combustível para trabalhar na direção de seus valores essenciais com ainda mais vigor. Assim como sua vida havia sido dedicada a seus valores de justiça e igualdade, assim também seria sua morte. "Se eu fizer o que preciso fazer porque quero fazê-lo, isso importará menos quando a morte chegar, porque ela terá sido uma aliada que me motivou", ela escreveu.

Lorde pode ter aceitado e incorporado a morte ao seu senso de identidade, mas isso não significa que ela a recebeu de braços abertos. Ela se mostra franca do início ao fim do livro com relação ao pavor e ao desânimo que sentiu em consequência de seu diagnóstico. Lorde se consolava sabendo que a luta por justiça e igualdade não começou com seu nascimento e não terminaria com sua morte. Ao colocar o trabalho de sua vida dentro de um *continuum* de outros ativistas, escritores e poetas, Lorde adotou uma perspectiva interdependente da sua identidade e, no final de sua vida, inclinou-se para uma concepção "definitiva" de si mesma. Ela se considerava parte de algo maior e mais duradouro do que seu corpo, algo que levaria pedaços dela para um futuro distante, muito tempo depois de sua morte. Levando em consideração que o ativismo ao qual ela se dedicou continua a todo vapor e que seus escritos ainda são amplamente lidos e valorizados, é seguro dizer que ela teve sucesso nessa empreitada.

Os escritos de Lorde nos fazem recordar de ensinamentos específicos do recém-falecido mestre zen Thich Nhat Hanh, que nos aconselhava que, se agirmos em consonância com nossos valores essenciais, seguiremos vivendo por meio das reverberações de nossas ações. Ele chamou isso de nosso *corpo de continuação*.[22] "Não precisamos esperar pela total desintegração deste corpo para começar a ver nosso corpo de continuação, assim como uma nuvem não precisa ter sido totalmente transformada em chuva para ver seu corpo de continuação", ele escreve. "Se pudermos ver nosso corpo de continuação ainda em vida, saberemos como cultivá-lo para garantir uma bela conexão no futuro. Essa é a verdadeira arte de viver."

Hanh ensinou que nossas ações são nossos únicos pertences verdadeiros. Não podemos escapar das consequências de nossas ações, que representam[23] a base sobre a qual nos posicionamos. Não há como exagerar a importância disso. Em seu livro de 2022, *What We Owe the Future*, o filósofo William MacAskill apresenta o fenômeno da "plasticidade inicial, rigidez no final". Durante e imediatamente após períodos de mudanças rápidas, existe uma breve janela para participar da criação de uma nova normalidade. Com o passar do tempo, porém, essa janela se fecha e as coisas calcificam e voltam a ficar rígidas. Isso significa que, sobretudo durante períodos de desordem,[24] ações orientadas por valores podem ter efeitos que duram séculos e mais além. A mudança e a desordem podem ser desconfortáveis, mas apresentam uma enorme oportunidade de moldar o futuro — seja o de nós próprios, de nossa organização, de nossa comunidade e até de sociedades inteiras.

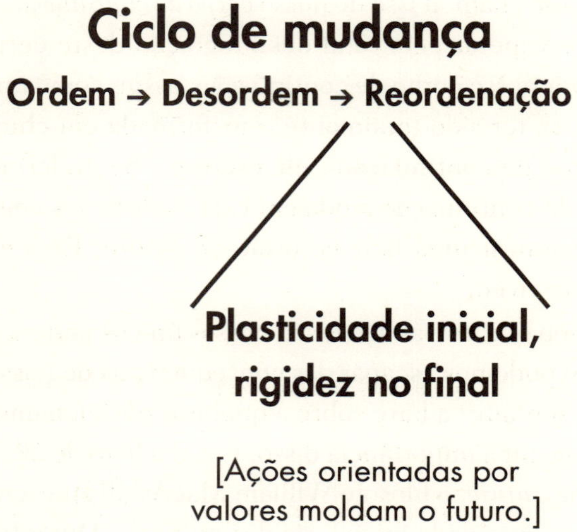

Mesmo (e talvez especialmente) se não soubermos para onde a trajetória à frente está nos levando, seria mais sensato se adotássemos uma atitude de apenas fazer aquilo que é certo na próxima oportunidade (ou seja, orientada por valores). Isso nos dá a melhor chance de chegar aonde devemos ir. Desenvolver a flexibilidade resistente é qualquer coisa menos uma postura passiva. Adotar ações ponderadas e deliberadas é o que significa dialogar com a mudança — e é o tema que examinaremos na próxima e última parte deste livro.

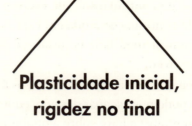

DESENVOLVA LIMITES RESISTENTES E FLEXÍVEIS

- Seus valores essenciais são os princípios pelos quais você vive; servem como os limites resistentes da sua identidade, orientando como diferenciar, integrar e navegar pela sua trajetória.
- É bom ter de três a cinco valores essenciais. Defina cada um em termos específicos e pense em algumas maneiras de praticá-los todos no dia a dia.
- Quando sentir o solo se mexendo sob seus pés, quando não souber o que fazer a seguir, você pode se perguntar "*Como posso me movimentar no sentido de meus valores essenciais?*" Ou, se isso não for possível, você pode considerar, "*Como posso protegê-los?*"
- Flexibilidade significa ajustar continuamente a forma com que você pratica e aplica seus valores essenciais, de maneiras que sejam fiéis a você, mas também em harmonia com as suas circunstâncias em constante mudança.
- É normal que seus valores essenciais mudem com o passar do tempo. Navegar pelo mundo utilizando seus valores essenciais atuais é o que orienta você a descobrir seus novos valores.
- "Plasticidade inicial, rigidez final" significa que as ações orientadas por valores são particularmente importantes durante períodos de mudança e desordem; elas têm um impacto enorme na formação no futuro.

Parte 3

AÇÕES RESISTENTES E FLEXÍVEIS

5
Responder, não reagir

Há mais de 2 mil anos,[1] o filósofo estoico Epiteto abriu seu manual com a seguinte frase: "Algumas coisas estão em nosso poder, outras não". O restante de seu texto elabora melhor essa dicotomia, expondo o que é amplamente considerado o mais essencial entre todos os ensinamentos estoicos: existem muitos fenômenos na vida que não podemos controlar — alguns exemplos são o envelhecimento, as doenças, um patrão zangado, o clima, uma recepção ruim do nosso trabalho, nossa concorrência e as decisões erradas de nossos filhos. O que podemos controlar, contudo, é o que fazemos em resposta a essas coisas, e é nisso que nosso foco deve estar. Embora a origem dessa lógica seja amplamente atribuída ao estoicismo, que se espalhou pelo Ocidente entre 200 a.C. e 200 d.C., um conceito semelhante já vinha sendo seguido algumas centenas de anos antes, no Oriente. No texto taoísta fundamental *O livro do caminho e da virtude*,[2] publicado em 400 a.C., Lao Tsé escreveu: "O mestre permite que as coisas aconteçam. Ele as molda conforme vão aparecendo".

Não é meu objetivo (nem está na minha alçada) analisar se esse raciocínio se originou independentemente no Oriente e no

Ocidente ou se espalhou do Oriente *para* o Ocidente. O meu interesse aqui é simplesmente que duas das principais tradições da sabedoria antiga se fundiram em torno da mesma verdade fundamental: não podemos controlar o que acontece conosco, mas podemos controlar a forma como reagimos.

Essa verdade sobreviveu ao teste do tempo. Talvez a oração cristã mais conhecida seja a da serenidade, publicada em 1951 pelo teólogo Reinhold Niebuhr:

> *Deus, conceda-me serenidade para aceitar as coisas que não posso mudar; coragem para mudar as coisas que posso; e discernimento para saber diferenciá-las.*

Também sobreviveu ao escrutínio da ciência empírica, aparecendo de forma destacada em praticamente todas as terapias modernas de saúde mental baseadas em evidências, incluindo a terapia de aceitação e compromisso, a terapia cognitivo-comportamental, a terapia comportamental dialética e a redução do estresse baseada em mindfulness. Cada uma dessas abordagens ensina a importância de separar o que é possível controlar do que não é possível controlar, e então aprender a se concentrar e assumir a responsabilidade pelo primeiro, sem se deixar levar ou se culpar pelo segundo.

Nosso tema central aqui — a mudança — é uma coisa que não podemos controlar. É uma força onipresente e imprevisível em nossa vida. O melhor que podemos fazer é aprender a dançar com ela, fazendo o possível para garantir que nossas ações sejam tão orientadas por valores e eficazes quanto possível. Como você verá nas próximas páginas, há uma ciência — e uma arte — em fazer isso.

***

Katie é professora da quarta série em uma escola primária pública de médio porte no oeste da Carolina do Norte. Em março de 2020, no início da pandemia, antes de qualquer vacina ou tratamento, o distrito escolar em que ela trabalhava fez a transição para um modelo de ensino exclusivamente remoto. Ela teve três dias para descobrir como converter toda a sua forma de ensinar para funcionar pela internet. Foi difícil para todos os professores, mas sobretudo para aqueles como Katie, que trabalham com alunos mais jovens. Já é bastante difícil manter a atenção de uma criança de dez anos presencialmente durante longos períodos. Pela internet, é praticamente impossível, sobretudo quando todos estão cheios de dúvidas e preocupações quanto às condições do mundo e sua própria saúde e segurança. Quando a transição radical para o ensino remoto foi anunciada pela primeira vez, Katie entrou em pânico durante alguns minutos. Mas, então, ela rapidamente voltou ao que era capaz de controlar na situação, elaborando planos de aula condensados para a semana seguinte. Eles não eram nada perfeitos, mas eram uma base para que ela e as crianças pudessem começar.

Quando ficou claro que o surto inicial de Covid-19 não iria se dissipar, o distrito onde Katie trabalhava enviou computadores para todos os alunos, o que foi um gesto importante e bem-vindo, mas não sem dificuldades. "Algumas das crianças desapareceram. Enquanto eu tentava descobrir onde estavam, também tive que descobrir como colocar todos os outros no Google Meet pela primeira vez, o que é, evidentemente, difícil para alunos da quarta série", lembra Katie. "Os pais me ligavam para pedir conselhos sobre como fazer seus modem sem fio funcionar. Muitos dos meus colegas me perguntavam como utilizar vários recursos da internet. Tornei-me coordenadora de tecnologia ao mesmo tempo que tentava converter todas as minhas aulas para o formato virtual para um monte de crianças."

Quando o ano letivo seguinte começou no outono de 2020, muitos dos colegas de Katie haviam se demitido, o que levou à escassez de professores e ao aumento do tamanho das turmas. Isso não causou muitos problemas no início, já que todos estavam em casa, mas em 2021, quando a escola fez a transição para um modelo híbrido, a escassez de professores complicou mais ainda uma situação que já era complicada. Em um esforço bem-intencionado (porém, talvez mal planejado) para proteger crianças e familiares vulneráveis, o distrito escolar em que Katie trabalhava decidiu que o comparecimento presencial seria opcional. Isso significou que os professores tiveram que ensinar aos alunos presencialmente e pela internet ao mesmo tempo. Grandes empresas gastam milhares de dólares com tecnologia de apoio para organizar uma reunião híbrida de duas horas para adultos altamente funcionais, incluindo funcionários de produção e de TI cuja única função é sincronizar e resolver problemas. Por seu lado, Katie recebeu metade de um dia, um laptop novo e um tapinha nas costas — e depois foi instruída a descobrir como organizar o equivalente a cem reuniões consecutivas de um dia inteiro para um monte de alunos estressados da quarta série.

O ensino híbrido exigia improvisação sem fim, sem nenhum manual de instruções para ajudar. Por exemplo, quando Katie observou a instabilidade emocional de seus alunos, ela respondeu instituindo exames de saúde mental com frequência determinada ao longo do dia, ainda que acontecessem à custa de tempo em disciplinas tradicionais como matemática e ciências. Ela era constantemente forçada a avaliar concessões mútuas impossíveis e a tomar decisões imperfeitas, respondendo a uma situação imprevisível e sem precedentes da forma mais ponderada possível, dia após dia, semana após semana. Priorizar os alunos remotos ou os presenciais? Priorizar a matemática ou a saúde mental? Priorizar o apoio social ou a alfabetização? A lista continua indefinidamente.

Em 2022, quando a escola onde ela trabalhava retornou ao modelo totalmente presencial, Katie enfrentou novas dificuldades. "Muitos de meus alunos não tinham um ano letivo completo e normal desde a primeira série, e foi uma adaptação importante e desgastante", ela explica. Além disso, em uma decisão em momento inoportuno que parece totalmente absurda (e colocar nesses termos é pegar muito leve), os administradores decidiram implementar um conteúdo programático inteiramente novo. Isso exigiu que Katie e seus colegas recriassem todas as suas aulas. Não é de surpreender que isso tenha precipitado o pedido de demissão de mais professores, o que, por sua vez, aumentou mais uma vez o tamanho da turma de Katie, impossibilitando o distanciamento social que eles deveriam adotar. A primeira ideia que ela teve foi abrir as janelas para aumentar o fluxo de ar, mas a grande maioria delas estava emperrada e quebrada. Em vez de entrar em pânico ou ser tomada pela raiva, ela respondeu de forma criativa. "Se você entrasse na minha sala de aula, veria uma das janelas mantida aberta com uma gigantesca rocha fóssil, porque de outra forma não havia como fazê-la permanecer aberta", ela me disse. "Tive que fazer o melhor com o que eu tinha."

Quando perguntei a Katie por que e como ela não largou o emprego em meio ao caos, sua resposta teve duas partes. Primeiro, ela tentava refletir sobre seus valores essenciais todos os dias. "Retorno às minhas razões e aos meus objetivos para trabalhar com isso. Não é pelo distrito ou pelo superintendente. É pelas crianças", ela me disse. Em segundo lugar, ela agiu de acordo com esses valores, respondendo às coisas que podia controlar, e tentou abrir mão de tudo o que não podia. "Alguns professores levam super a sério todas as ordens que vêm de cima, e depois ficam muito frustrados e desistem ou pedem demissão", ela explica. "Tenho lealdade com as crianças; me preocupo com elas e sempre penso nelas quando estamos em uma reunião e nos informam que temos que fazer algo que parece totalmente ridículo. Eu simplesmente concordo com um gesto de cabeça, e depois, quando chego à sala de aula, faço o que eu acho melhor", ela explica. "Você pode gastar uma eternidade se preparando e, então, acontece alguma coisa e todo o seu dia sai dos trilhos de qualquer maneira. Você tem que fazer o que puder naquele momento para criar um ambiente positivo para as crianças, apenas respondendo constantemente a qualquer coisa que apareça à sua frente, o que, durante a Covid-19, mudava o tempo todo."

Além de demonstrar que os professores são extremamente desvalorizados e recebem pouco apoio em praticamente todos os aspectos, a experiência de Katie ilustra a capacidade da concentração naquilo que podemos controlar, e de não nos preocuparmos com as coisas que não podemos. Ela se deparou com desordem e caos não por reagir precipitadamente, entrar em pânico ou funcionar no piloto automático, mas por responder com intencionalidade, fazendo com sensatez aquilo que é certo na próxima oportunidade.

Zanshin

Um exemplo extremo (e literal) de funcionar no piloto automático é uma coisa intitulada *fixação de alvo*, um fenômeno observado com mais frequência em motoristas, motociclistas e pilotos. Definida amplamente, a fixação de alvo ocorre quando uma pessoa fica tão concentrada em um alvo específico do qual está se aproximando que acaba dirigindo, pilotando ou voando direto para ele.

O exemplo mais comum ocorre quando um motorista se concentra muito no carro logo à frente dele, apenas para acabar colidindo com sua traseira. Outro exemplo são as colisões no "ombro". Isso geralmente ocorre quando motoristas identificam um carro que está parado no acostamento, direcionam sua atenção para ele e depois acabam batendo nele.

Embora a pesquisa sobre fixação de alvo esteja limitada ao transporte mecânico, suspeito que seu tema seja verdadeiro em todas as esferas da vida. Se ficarmos demasiadamente concentrados na coisa à nossa frente, corremos o risco de colidir impensadamente com ela. É o alpinista que está tão determinado a alcançar o pico que ignora sinais sutis que prenunciam mudanças climáticas, assim, expondo-se a riscos inaceitáveis durante a descida, uma ocorrência coloquialmente conhecida como *febre do cume*. É o pai ou a mãe que está tão preocupado(a) com as realizações futuras do filho que ignora o que ele está precisando agora. Ou o gerente que deseja tão desesperadamente ser promovido que acaba tendo um desempenho ruim no trabalho que precisa fazer agora. Com o afastamento, a fixação de alvo se torna um perigo para a existência como um todo. Se estivermos perpetuamente presos a algo que está sempre à nossa frente, aos nossos planos futuros e ao rumo que pensamos que vamos tomar, então corremos o risco de nos chocarmos diretamente contra o alvo final — a nossa morte — sem saber como chegamos lá. Além disso, deixamos de perceber todos os tipos de coisas interessantes durante o caminho.

A arte marcial aikido reconhece o problema da fixação de alvo e o combate ensinando uma qualidade chamada *zanshin*, definida livremente como a consciência contínua que prepara a pessoa para a sua próxima ação. O zanshin se concentra no que está acontecendo à sua frente, mas também no que está acontecendo ao seu redor. É uma forma flexível de ver, que aproxima e afasta, e gira para um lado e para o outro. Em contraste com a fixação de alvo, o zanshin permite a percepção de um objeto ou objetivo e do campo à sua volta ao mesmo tempo. Pode começar como uma vantagem para o aikido, mas, seguindo sua própria receita, o zanshin se estende além de qualquer meta única. "Zanshin é o futuro, mas também é o agora. A qualidade do seu zanshin é a qualidade do seu aikido, e a qualidade do seu aikido é a qualidade da sua vida",[3] escreve o mestre de aikido e filósofo humanista George Leonard.

A autoescola I Drive Safely, uma das maiores dos Estados Unidos, trata a dificuldade da fixação de alvo ensinando o zanshin, mesmo que não chamem assim. "Se um objeto inesperado entra no seu campo de visão, como um carro invadindo a pista na contramão ou um esquilo atravessando a estrada correndo, não olhe diretamente para ele — utilize sua visão periférica e olhe além do objeto em questão."[4] Essa suavização da sua visão possibilita que você relaxe com relação a qualquer coisa que esteja acontecendo e capte pistas tênues que, de outra forma, talvez deixasse de notar, o que, por sua vez, permite responder de maneira mais eficiente a uma situação que se desenrola.

Esteja você dirigindo um carro, competindo no aikido, cuidando de um filho ou gerenciando uma equipe, o poder do zanshin é que ele faz com que a pessoa dialogue com circunstâncias em constante mudança. Quando você se pegar fixado em um único ponto — pensando nele sem parar, talvez chegando até a deixar seu corpo tenso —, pergunte-se como seria se afastar desse ponto e considere não só sua meta ou seu objetivo, mas também o que está acontecendo ao seu redor. Faça uma pausa e contemple trajetórias alternativas para chegar aonde deseja e considere que o que você pensa ser seu destino final pode não estar nem perto de ser realmente seu destino final. (Um método de *pausar, processar, planejar e prosseguir* pode ajudar; iremos destrinchar cada passo dele e discutir como desenvolvê-lo e praticá-lo mais adiante neste capítulo.) Independentemente do que a vida lhe oferecer, ao praticar o zanshin, você se concede uma oportunidade melhor de responder intencionalmente às mudanças atuais em vez de ligar o piloto automático e reagir. Suas ações ficam mais apuradas e alinhadas à sua realidade do momento presente e aos seus valores em vez de orientadas a falsas percepções ou expectativas anteriores. Em consequência disso, você não só se sente melhor, como também se sai melhor em tudo que faz.

O ano é 2008. O cenário é o clube de campo Interlachen, em Minnesota. O torneio de golfe feminino dos EUA (US Women's Open) está se desenrolando de uma maneira que ninguém poderia ter previsto. Uma jovem sul-coreana de dezenove anos está dominando, acertando tacadas desafiadoras de todos os pontos do gramado. Seu nome é Inbee Park, e este é apenas o segundo ano que ela participa de um torneio profissional. Ela está tão à frente de suas adversárias que, quando chega à metade da volta final do torneio, está claro e cristalino que ela fará história, tornando-se a jogadora mais jovem a conquistar o prestigiado título.

Desde que venceu o Open dos EUA em 2008, Park teve uma carreira surpreendente. Ela se sagrou a melhor jogadora do mundo de golfe feminino em quatro ocasiões distintas. Conquistou 21 torneios, incluindo sete campeonatos importantes e um Grand Slam na carreira, tornando-se a quarta mulher na história a conquistar todas as quatro joias da coroa do golfe. E no verão de 2016, apesar de uma lesão significativa na mão, Park conquistou o ouro nos Jogos Olímpicos do Rio.

O fabuloso sucesso de Park se deve em grande parte ao seu zanshin. Ela é conhecida por manter a calma e o controle, independentemente do que está acontecendo, o que lhe permite navegar com habilidade pelas mudanças e pelos desafios. Talvez isso fique mais evidente em suas tacadas curtas, em que a excelência de Park é incomparável, independentemente do gênero. O jornalista de golfe Max Schreiber explica que ela está "acertando tacadas de três a quatro metros e meio de distância em excelentes 64% das vezes... Para contextualizar, o restante das atletas da divisão feminina (a LPGA) tem como média 28% nessa distância, enquanto na divisão masculina (a PGA Tour) é de cerca de 30%... Quanto mais distante a tacada, mais relaxada e confiante Park fica".

Park atribui sua proficiência[5] nos gramados de golfe à atenção relaxada e à capacidade de se concentrar no que ela é capaz de controlar, enquanto deixa de lado o restante. "São tantas as variáveis que precisamos levar em consideração... Tantas coisas acontecem no caminho até o buraco... Eu só tento dar a tacada com a velocidade certa, traçar a linha correta, e isso é basicamente tudo o que posso fazer", disse ela ao *The Golf Channel*.

No golfe, o termo em inglês "putting" é coloquialmente conhecido como "jogo de tacadas curtas", já que a bolinha está relativamente próxima do buraco quando o jogador dá a tacada. Mas o zanshin de Park também se estende à forma com que ela trata as tacadas mais longas — e não só nos *fairways*. Após sua conquista fantástica do torneio aos dezenove anos, Park passou por uma fase difícil, na qual sentiu a pressão de ter grandes expectativas depositadas nela. Ela se adiantava no tempo e ficava preocupada em conquistar qualquer que fosse o torneio seguinte em sua agenda, perdendo a capacidade de responder ao que estava acontecendo no momento. No final das contas, ela recorreu ao zanshin. "Cheguei à conclusão de que [as expectativas] não importam de verdade e que as pessoas não se importam tanto assim com você, tanto quanto você imagina... Você realmente não precisa se preocupar com as outras pessoas. Preocupe-se consigo mesmo e saiba que está fazendo aquilo que é certo",[6] diz ela, e o que acontece depois acontecerá por conta própria. A seguir, examinaremos os bastidores dessa postura, examinando a fascinante neurociência que apoia a resposta no lugar da reação e fazer aquilo que é certo na próxima oportunidade.

Ativação comportamental e a neurociência da resposta no lugar da reação

Quando somos confrontados com mudanças, sobretudo se forem repentinas, uma parte de nosso cérebro chamada de *amídalas cerebelosas* fica ativa. A amídala cerebelosa é uma estrutura mais antiga, que evoluiu no início da história do *Homo sapiens*. Seu objetivo principal é nos fazer espernear, gritar e correr se estivermos sendo atacados por predadores. É uma parte essencial daquilo que o falecido neurocientista Jaak Panksepp chamou de *via da raiva*, ou os circuitos neurais que são previsivelmente ativados quando o nosso senso de identidade e estabilidade é ameaçado. A via da RAIVA evoluiu no sentido de ser reacionária, e por bons motivos. Se estivermos sendo perseguidos por um leão ou tigre na savana africana, nossa sobrevivência depende de movimentos rápidos e instintivos. No mundo de hoje, entretanto, nossas ameaças raramente são representadas por leões ou tigres, portanto não exigem tanto em termos de reações imediatas. Na verdade, reagir às perturbações modernas — como as alterações climáticas, o envelhecimento, as doenças, as tensões no local de trabalho e os litígios em relacionamentos — tende a ser um tiro pela culatra. A maioria dos nossos desafios atuais exige uma abordagem cuidadosa e respostas ponderadas e intencionais.

Com certeza, a via da RAIVA ainda pode ser útil, sobretudo se você dedica algum tempo a fazer trilhas em regiões com ursos. Só que sua utilidade está limitada a muito menos circunstâncias em comparação ao que era no início da evolução da nossa espécie. Felizmente, hoje estamos equipados com outras opções.

Outra região do cérebro, os *núcleos da base*, recebe informações diretas da amídala cerebelosa por meio de um grupo de neurônios que formam uma minúscula estrutura intitulada *corpo estriado*. É possível imaginar o corpo estriado[7] como uma rodovia com diversas pistas que ligam os núcleos da base à amídala cerebelosa, bem como a outras partes do cérebro. Os núcleos da base não se preocupam só com a RAIVA. Eles também controlam outros comportamentos, incluindo o que Panksepp chamou de *via da expectativa*. A via da EXPECTATIVA facilita o planejamento e a resolução de problemas. É subjacente à nossa capacidade de exercer ações e de avançar conscientemente na direção de desafios em vez de nos sentirmos incapazes ou fugirmos impulsivamente. Grande parte da pesquisa inovadora de Panksepp ocorreu em um campo chamado de *neurociência afetiva*, que, entre outras coisas, visa ligar redes cerebrais específicas às emoções e aos comportamentos que elas manifestam. Seu trabalho (e o de outros pesquisadores) mostra[8] que as vias da RAIVA e de EXPECTATIVA competem por recursos e se envolvem no que equivale a um jogo de soma zero: se a via da EXPECTATIVA for estimulada, então, a via da RAIVA é desestimulada.

O que Panksepp e seus colegas tornaram visível graças à neurociência de ponta é uma coisa com que a maioria de nós se identifica em nossa própria experiência de vida. Quando estamos fazendo planos, resolvendo problemas ou trabalhando intencionalmente em direção a um desafio, é praticamente impossível ficar furioso e cheio de raiva ao mesmo tempo. O cérebro é incapaz de responder e reagir em paralelo, e, ao envolver as características que compõem o primeiro, evitamos entrar em espiral no segundo. Mas a história não termina aí.

Os circuitos neurais associados à resposta são como os músculos: ficam mais fortes se utilizados. Neurônios que disparam juntos se conectam. Se você for capaz de convocar uma resposta intencional[9] em uma situação difícil e angustiante hoje, ficará mais propenso a responder do mesmo jeito amanhã, por hábito. A cada ação calculada que realizamos, um jato de dopamina neuroquímica é liberado. A dopamina atua como combustível para a via da EXPECTATIVA. Ela nos deixa com uma sensação boa[10] e nos motiva a continuar, mesmo que estejamos atravessando caminhos desafiadores e incertos. Quanto mais combustível a via da EXPECTATIVA tiver para operar, menor será a probabilidade de a via da RAIVA sobrepujá-la.

Em seu fascinante livro sobre as origens da consciência, *The Hidden Spring*, o neurocientista sul-africano Mark Solms escreve sobre o que chama de *lei do efeito*. A lei do efeito afirma que, embora nossos pensamentos sejam sem dúvida importantes, são predominantemente os nossos sentimentos — nosso efeito — que dominam a consciência e, portanto, nos dirigem para um lado ou para o outro. Assim sendo, tendemos a repetir comportamentos que nos trazem sensações boas. A via da EXPECTATIVA e a dopamina que a alimenta[11] estão implicadas em muitos desses comportamentos — seja no planejamento ou na adoção de providências minúsculas para exercer ações e conquistar objetivos. O resultado é um ciclo virtuoso: se respondermos intencionalmente a situações incertas, ficamos com boas sensações e mais propensos a responder intencionalmente de novo. Lembre-se:

isso é muito importante porque a via da RAIVA é automaticamente desestimulada quando a via da EXPECTATIVA é estimulada. Assim que entramos em um ritmo produtivo, é menos provável que nosso cérebro seja sequestrado por emoções impetuosas e potencialmente destrutivas.

Por sermos seres humanos falíveis, por mais que tentemos, a raiva, o pânico e outras emoções reativas irão, hora ou outra, se manifestar. A boa notícia é que o cérebro possui um mecanismo de defesa embutido para quando isso acontece. A notícia ruim é que esse mecanismo de defesa nos deixa bastante tristes.

A via da RAIVA fica ativa por um tempo limitado antes de se exaurir. Quando isso acontece, um outro conjunto de circuitos neurais, os quais alguns neurocientistas chamam de *via da tristeza*, entra em ação. A consequência é o desalento e a melancolia. Muitos de nós já passamos por isso. Por exemplo, quando perdemos a calma com um companheiro, amigo, filho ou colega, a sensação pode ser boa naquele momento — *finalmente, foi tão legal me soltar e explodir* —, mas depois de explosões desse tipo, a maioria das pessoas se sente mal. (Vem à mente a comovente descrição do Buda quando disse que a raiva é uma "raiz envenenada com mel na ponta".) Entretanto, se um período mais prolongado[12] de raiva, fúria ou outra emoção reativa comum, o pânico, for deixado sem solução, a probabilidade é alta de uma pessoa sofrer de burnout, fadiga crônica e até depressão clínica.

Parte do que torna estados mentais como o desamparo, o desespero e a depressão tão pérfidos é que eles rapidamente se tornam arraigados e, assim, dificultam de uma forma extrema a estimulação da via da EXPECTATIVA. "Quimicamente, a transição do 'protesto' para o 'desespero' é mediada por peptídeos que desligam a dopamina. É por isso que a depressão é caracterizada[13] pelos opostos espelhados dos sentimentos que caracterizam a expectativa", escreve Solms. Suspeito que seja também por isso que as terapias comportamentais[14] são frequentemente mais poderosas do que as cognitivas. Enquanto com as terapias cognitivas você tenta, *por meio do pensamento*, entrar em um novo estado de espírito, com as terapias comportamentais, você tenta fazer isso *por meio de ações*, mesmo que pareça que você está se forçando. Porém, se for capaz de reunir força de vontade para realizar uma ação pequena e produtiva hoje, você envolve sua via da EXPECTATIVA e aumenta a probabilidade de conseguir realizar uma ação pequena e produtiva amanhã. A dopamina é liberada, e o comportamento produtivo de EXPECTATIVA se desenvolve.

Você pode estar se perguntando: "Planejar não é uma forma de pensar? E você não escreveu antes que o planejamento também pode ativar a via da expectativa?". A resposta para ambas as perguntas é sim, mas mesmo o pensamento mais otimista ou estratégico não está associado ao mesmo bólus de dopamina que a ação. É por isso que realizar ações produtivas é particularmente útil quando alguém está se sentindo deprimido, desmotivado ou apático — quando a via da TRISTEZA do seu cérebro está dominante. Você pode se permitir sentir esses sentimentos, mas não insistir neles ou tomá-los como destino. Em vez disso, você muda o foco para realizar apenas uma ação, trazendo seus sentimentos, sejam eles quais forem, junto com você. Fazer isso lhe dará uma ótima chance de melhorar seu humor. Psicólogos clínicos chamam isso de *ativação comportamental*, e se baseia na ideia de que a ação pode *criar* motivação e efeito positivo, sobretudo quando se está na rotina. Em termos leigos, você não precisa se sentir bem para começar a fazer alguma coisa; você precisa começar a fazer essa coisa para se dar a oportunidade de se sentir bem.

Pode ser útil pensar no impulso inicial de começar a fazer alguma coisa como *energia de ativação*. Às vezes você precisa de mais, às vezes de menos. Ações produtivas são autorreforçadoras. Quanto mais você conseguir se estimular para começar a fazer alguma coisa hoje, mais fácil será fazer isso amanhã. Na verdade, a ativação comportamental não é a coisa mais importante para pessoas que sofrem de depressão, desespero ou outros desafios de saúde mental. Mas a pesquisa clínica mostra que ela pode ser uma ferramenta extremamente eficaz, sobretudo quando alguém se sente deprimido e desanimado durante períodos de mudança ou desordem.

Se você não sabe por onde começar, um bom primeiro passo é refletindo sobre seus valores essenciais, que abordamos no capítulo anterior. Então, pergunte-se como aplicar sua energia de ativação de forma estratégica. Quais ações funcionam a serviço de seus valores essenciais e lhe dão o impulso de que você precisa? Talvez você não esteja com vontade de começar a fazer alguma coisa, mas comece assim mesmo e veja o que acontece. Embora estejamos condicionados a pensar que nosso ser influencia nossas ações, é surpreendente o quanto o contrário também é verdadeiro: nossas ações também influenciam nosso ser.

O extraordinário poder da resposta, não da reação

Cristina Martinez nasceu em Capulhuac, no México, onde sua família preparava a comida típica da região: *barbacoa*, que envolve a lenta torrefação de carnes sobre uma fogueira, geralmente aceso em um buraco no chão, em uma marinada de suco de limão, azeite e outros temperos locais. Em sua infância, Martinez trabalhava cozinhando para a família, chegando a conhecer a culinária de perto. Ela relembra essa época como tempos relativamente estáveis e felizes de sua vida.

Aos dezessete anos, ela se casou com um homem cuja família também preparava o barbacoa. Entretanto, eles a obrigavam a trabalhar em um expediente brutal, dando duro das três da manhã até depois das dez da noite. Quando ela finalmente disse para o marido que o trabalho era insustentável, ele começou a tratá-la de uma maneira horrível, agredindo-a verbal e fisicamente. Seu único consolo era a filha, Karla, a quem considera a luz de sua vida. Martinez não queria que Karla sofresse as mesmas violência e falta de autonomia que ela. Ela quis desesperadamente que a filha recebesse uma educação que lhe possibilitasse correr atrás de sua própria carreira.

Para que ela tivesse uma educação respeitável, Karla teria que ir para um internato, o que exigia que Martinez ganhasse um dinheiro a mais para pagar as mensalidades. Infelizmente, seu marido ficava com cada centavo. "Quando Karla tinha acabado de fazer treze anos, o pai dela me disse, *espero fazer da minha filha uma boa esposa*. Levei essas palavras a sério e pensei: 'Nossa... Estou prestes a perder minha filha'",[15] relembra Martinez no especial da Netflix, *Chef's Table*. "Falei para Karla: 'Não quero que se repita com você a minha história'."

Ficou claro que Martinez precisaria encontrar uma forma de obter uma renda que fosse separada dos negócios do marido e da família dele. Sem alternativas, ela decidiu abandonar sua casa e sua família e imigrar para os Estados Unidos. Seu plano era encontrar trabalho na Filadélfia, onde tinha um cunhado, e depois enviar todo o dinheiro que ganhasse para Karla, a quem transferiria para um local seguro. Martinez encontrou um "coiote" local para ajudá-la a atravessar a fronteira. Eles partiriam em poucos meses. Martinez treinava correndo todos os dias e fazia questão de se alimentar bem para ter energia suficiente para a longa e árdua jornada.

No dia marcado em 2006, Martinez e outras 23 pessoas voaram para a cidade de Juarez e começaram a caminhar. Seguiram durante quinze dias no deserto, lutando contra o clima e sobrevivendo com rações escassas, mas conseguiram. Depois de sete dias cruzando os Estados Unidos em um carro que seu contrabandista lhe havia providenciado, Martinez chegou à Filadélfia, onde começou imediatamente a procurar trabalho em cozinhas e foi contratada para preparar comida em um restaurante italiano.

Ela não sabia falar inglês e o chef não sabia falar espanhol, então, ela teve que aprender observando, o que fez como se sua vida dependesse disso, até porque, no caso dela, era exatamente isso. Ela se destacou e foi rapidamente promovida a confeiteira. Na cozinha, ela conheceu o homem que viria a se tornar seu segundo marido, Benjamin Miller, um colega de trabalho estadunidense. Depois de namorarem por muitos meses, Miller pediu Martinez em casamento, e eles se casaram logo depois.

Após o casamento, Miller tentou ajudar Martinez a obter seu *green card*, mas os advogados disseram que o casal precisava de uma carta do empregador dela. Quando pediram ao dono do restaurante, ele negou, alegando não saber que ela estava no país ilegalmente. Logo depois, ele a demitiu. Sem trabalho, Martinez de repente não tinha mais como enviar dinheiro para Karla. Em vez de reagir com raiva, pensou no que poderia fazer e percebeu que, embora houvesse muitos imigrantes mexicanos em seu bairro, não havia ninguém vendendo barbacoa. Foi daí que veio sua resposta:[16] "Havia muitas opções nos cardápios locais — frutos do mar, carnes e pratos tradicionais — mas nada de barbacoa. Então, pensei: 'Talvez eu consiga vender barbacoa aqui'", ela relembrou em uma entrevista sobre sua vida.

Martinez começou a cozinhar barbacoa no apartamento que dividia com Miller, que a ajudou a fazer cartões de visita e os distribuía para todos que estivessem dispostos a aceitá-los. Quando perceberam que não conseguiriam ingredientes autênticos nas proximidades, eles estabeleceram uma relação com um fazendeiro em Lancaster, na Filadélfia, para que pudessem cultivar seus próprios ingredientes. As pessoas se apaixonaram pela comida dela; aqueles que haviam imigrado do México ficavam emocionados quando a saboreavam porque os lembrava de casa.

Sua culinária se tornou tão popular que ela precisou encontrar um espaço fora do apartamento em que eles moravam para montar uma cozinha adequada. Por sorte, uma amiga que era dona de um restaurante estava saindo de um imóvel, para onde Martinez poderia levar seus utensílios e equipamentos. Miller ajudava a administrar o negócio, e Martinez cozinhava com ânimo e alegria como nunca antes. A popularidade do restaurante continuou a aumentar, e ele acabou transformando-se no epicentro de uma comunidade de imigrantes em rápido crescimento no sul da Filadélfia. Em 2016, a famosa revista de culinária *Bon Appétit* premiou o pequeno estabelecimento de bairro de Martinez como um dos dez melhores novos restaurantes dos Estados Unidos. "De repente, estou no rádio, na TV, nas revistas",[17] contou Martinez. Ela respondeu à publicidade compartilhando sua história e defendendo os direitos dos trabalhadores imigrantes. Além de amplificar sua voz, a publicidade também aumentou a popularidade de sua comida. Atualmente, Martinez atua como uma ativista pela reforma trabalhista dos imigrantes, e seu restaurante, o South Philly Barbacoa, atende mais de 1.500 clientes nos finais de semana. Durante todo esse tempo, ela financiou uma educação adequada para Karla, que atualmente é enfermeira e tem condições de se sustentar.

Imigração é uma questão complexa; mas, considerando o indivíduo, espero que possamos concordar que não deveria ser tão difícil para qualquer pessoa bem-intencionada garantir sua segurança e dignidade. Lembre-se do que escrevi no capítulo 2: se quisermos ter uma chance mínima de melhorar um mundo arruinado, temos de aprender a navegá-lo sem nos tornarmos pessoas arruinadas. Aqui, há muito a se aprender com uma pessoa como Martinez, que foi capaz de superar a desordem extrema sem cair no desespero. Ela fez isso respondendo, e não reagindo, aos desafios e contratempos drásticos que enfrentou.

Houve diversos momentos ao longo da jornada de Martinez nos quais ela poderia facilmente ter sido dominada por sua via da RAIVA, mas, em vez disso, ela se engajou em sua via da EXPECTATIVA. Quando ela estava presa em um relacionamento abusivo com o primeiro marido e viu o amor de sua vida, a filha Karla, caminhando para um futuro semelhante, Martinez começou a fazer planos de imigrar para os Estados Unidos para poder enviar dinheiro para a menina. Quando pediu a ajuda do patrão para obter seu *green card* e ele reagiu demitindo-a, ela poderia facilmente ter caído na RAIVA — sobretudo porque havia trabalhado com tanto afinco para o restaurante dele. Mas a resposta dela foi querer descobrir e pesquisar o que faltava na cena culinária de seu bairro, o que a levou a preparar barbacoa. Quando ela não conseguia comprar os ingredientes certos em quantidade suficiente, ela procurava contatos locais para cultivá-los. Podemos observar o mesmo padrão na história de Katie, a professora da quarta série que não parou de comparecer e responder da maneira mais atenciosa possível a um período de dificuldade, mudança e desordem.

Sem dúvida, elas podem ter ficado cheias de raiva às vezes, mas nenhuma dessas mulheres deu à via da RAIVA a oportunidade de dominar totalmente sua consciência. Na verdade, elas transformaram a raiva em combustível para ações produtivas. Separaram o que podiam controlar do que não podiam, e se concentraram no que podiam, validando suas ações por meio da resposta, não da reação. Faça isso repetidamente e você começará a desenvolver o que os psicólogos chamam de autoeficácia, uma confiança segura nascida da crença baseada em evidência de que você é capaz de estar presente e tomar providências intencionais diante dificuldades. Décadas de pesquisa mostram[18] que pessoas que obtêm pontuações altas em medidas de autoeficácia são mais capazes de superar períodos de mudanças e desordem. Faz sentido. Se você for uma pessoa insegura quanto à sua capacidade de responder às mudanças, poderá sentir a necessidade de controlar tudo, e a mudança passa a ser ameaçadora. Quando as coisas parecem fora de controle, você, por comportamento padrão, reage. Mas se estiver seguro quanto à sua capacidade de responder à mudança, então ficará cada vez mais em paz com ela e, assim, vai se tornar mais propenso a navegar com habilidade por qualquer coisa que a vida coloque em seu caminho.

Os 4 Ps: um método baseado em evidência para autoeficácia durante a mudança e a desordem

Só porque você sabe de uma coisa intelectualmente não significa que você saberá lidar com ela de forma consistente, sobretudo em situações com elevada carga emocional. Um tema recorrente com meus clientes de coaching não são apenas os benefícios de responder em vez de reagir, mas *como* realmente fazê-lo. Para isso, desenvolvi uma heurística de apoio: 2 Ps *versus* 4 Ps: quando reagimos, entramos em *pânico* e seguimos em frente na base da *porrada*; quando respondemos, fazemos uma *pausa*, *processamos*, *planejamos* e só então *prosseguimos*.

Reagir é rápido. Você se sente de certa maneira e, então, reage. Responder é mais lento. Envolve mais espaço entre uma ocorrência e o que você faz ou deixa de fazer a respeito. Nessa *pausa*, você dá espaço às emoções imediatas para respirar e, assim, passa a compreender melhor o que está acontecendo — ou seja, você *processa*. Em consequência, você é capaz de refletir e esboçar estratégias utilizando as partes mais evoluídas e exclusivamente humanas do seu cérebro para traçar um *plano que esteja alinhado a seus valores*, e então, prossegue de forma adequada. Responder é mais difícil do que reagir, sobretudo em primeira análise. Exige mais energia psíquica; exige permitir que um desejo ardente de imediatamente fazer alguma coisa, qualquer coisa, se manifeste sem ceder a ele. Contudo, como com a maioria das coisas que exigem esforço, responder tende a ser vantajoso, por todos os motivos que já exploramos. Raramente uma pessoa se arrepende de responder de forma intencional a uma situação desafiadora, e muitas vezes se arrepende de reagir automaticamente a uma situação.

Pausa

Praticamente qualquer pessoa pode fazer um instante de pausa. Mas quando as emoções estão a mil, fica fácil demais deixar a raiva tomar conta e entrar em uma espiral de reatividade após uma fração de segundo. Processar genuinamente uma situação, sobretudo uma situação desafiadora, exige tempo e espaço. Uma maneira poderosa de gerar isso é dar nome ao que se está sentindo.

Em uma série de estudos realizados na UCLA, pesquisadores submeteram os participantes a situações imprevistas e angustiantes, como fazer discursos de improviso diante de estranhos. Metade dos participantes foi instruída a sentir e dar nome às suas emoções, por exemplo: "Sinto um aperto no peito"; "Sinto um nó na garganta"; "Sinto as mãos suando". A outra metade não recebeu nenhuma instrução específica. Os participantes que sentiam e davam nome às emoções, o que os pesquisadores chamam de *rotulagem afetiva*, tiveram excitação fisiológica significativamente menor e menos atividade na amídala cerebelosa, a parte do cérebro associada à reação. Os participantes que praticavam a rotulagem afetiva também comunicaram subjetivamente que se sentiam mais à vontade durante seu discurso. Uma coisa muito importante de apontar é que as pessoas que sentiam seus sentimentos muito profundamente, mas não os nomeavam, na verdade tinham *mais* angústia. Em outras palavras, é o ato de dar nome[19] que cria espaço entre o estímulo e a resposta. O aforismo comum de "sentir seus sentimentos" só pode funcionar se você também dá nome a eles.

Suspeito que isso aconteça porque, se você simplesmente vivenciar o que está acontecendo, é provável que se envolvera demais nessa experiência, talvez até mesmo se fundindo com ela. Sentir profundamente ansiedade, desespero ou nervosismo não é divertido. Porém, quando você dá nome a essas emoções, você se afasta delas; passa a *conhecer* o que está vivenciando em vez de simplesmente vivenciar aquilo. Às vezes chamado de metaconsciência, esse retrocesso na percepção proporciona mais liberdade para processar o que quer que esteja acontecendo.

As pesquisas sobre rotulagem afetiva têm menos de uma década. Mas a ideia remonta a centenas de anos, a um conceito predominante na mitologia e no folclore ancestrais. Chamada de *lei dos nomes*, ela afirma que conhecer o nome verdadeiro de uma coisa — não basta só estar próximo; você tem que acertar na cabeça do prego — dá a qualquer pessoa poder sobre ela. Por exemplo, no folclore escandinavo,[20] feras mágicas podiam ser derrotadas por alguém que clamasse seus nomes verdadeiros. A lenda norueguesa de Olavo, o Santo, conta como um santo foi coagido e capturado por um troll. A única maneira que o santo poderia se libertar[21] seria descobrindo o verdadeiro nome do troll. Provavelmente no exemplo mais conhecido,[22] o conto de fadas alemão de Rumpelstiltskin, a protagonista deve seu primogênito a um vilão que só abre mão de seu prêmio com uma condição: se ela adivinhar seu verdadeiro nome. (Alerta de spoiler: é Rumpelstiltskin.)

Talvez não devêssemos ficar surpresos com o fato de que, em mais um caso de convergência entre a pesquisa moderna e a sabedoria ancestral, os pesquisadores da UCLA também tenham descoberto que, quanto mais detalhada for a forma com que uma pessoa dá nome a uma emoção — por exemplo: "saudade" em vez de "tristeza", ou "aperto" em vez de "ansiedade" — mais essa pessoa é capaz de responder tanto à emoção quanto à situação que a originou. Conhecer o nome de uma coisa realmente lhe dá poder sobre ela, e quanto mais preciso, mais "verdadeiro" for o seu jeito de dar aquele nome, mais poder você terá. Com esse poder a mais, surge mais espaço e, com mais espaço, surge mais autonomia e autoeficácia para responder em vez de reagir.

Processar e planejar

Depois de você ter dado nome a determinada emoção e criado espaço entre você e a situação que a originou, os próximos passos são processar e traçar um plano. Aqui, algumas estratégias psicológicas concretas podem ajudar. A primeira é praticar o que a professora de meditação Michele McDonald chama de RDIN: *R*econhecer o que está acontecendo. *D*eixar a vida ser exatamente como é. *I*nvestigar sua experiência interior com gentileza e curiosidade. *N*ão se identificar com sua experiência,[23] em vez disso, vê-la de uma perspectiva mais ampla. Quando você se afasta e vê situações de uma perspectiva mais ampla, sua capacidade de trabalhar com elas de maneira hábil e responsiva se aprimora. Pesquisas mostram que isso serve[24] para tudo, desde dor física a sofrimento emocional, tensão social e tomada de decisões difíceis. A seguir, estão algumas maneiras de cultivar esse tipo de perspectiva mais ampla.

Quando você se descobre confrontado[25] por incertezas e mudanças, imagine que um amigo ou colega está na mesma situação. Visualize profundamente que ele está passando pelo mesmo que você. Como você olharia para esse amigo? Que conselho lhe daria? Estudos da Universidade da Califórnia, Berkeley, mostram que esse método ajuda pessoas a ver com clareza e a responder com sabedoria em todos os tipos de circunstâncias, sobretudo quando os riscos são elevados. Também é possível você imaginar uma versão mais velha e mais sábia de si mesmo, talvez daqui a dez, vinte ou até trinta anos. Talvez o você do futuro esteja sentado em uma biblioteca aconchegante, bebericando uísque ou chá. Ou, talvez, você esteja recebendo seus netos ou amigos de longa data. Que conselho o você do futuro, mais velho e mais sábio, daria ao você de hoje? Como seria seguir esse conselho agora?

As estratégias acima se enquadram no que os psicólogos chamam de autodistanciamento. Seu objetivo é criar o espaço e o estado de espírito controlado para que você possa ver claramente o que está acontecendo (processar) e propor ações subsequentes (planejar). Além de serem benéficos em momentos em que as vias da EXPECTATIVA e RAIVA estão competindo pelo controle, esses exercícios também são úteis no longo prazo. Cada vez que se distancia, você cultiva o zanshin e uma perspectiva mais ampla, mais robusta e mais duradoura do que sua experiência em constante mudança. Como tal, você fortalece a autoeficácia e a autoconfiança seguras, o que, como vimos anteriormente, cria conforto com a mudança. Todos esses conceitos — zanshin, autoeficácia, resposta, EXPECTATIVA, rotulagem afetiva e autodistanciamento — trabalham coletivamente para reforçar ações resistentes e flexíveis.

A meditação também pode ajudar a desenvolver a capacidade de responder em vez de reagir. Diferentemente das representações comuns no Ocidente, a meditação não consiste em alcançar um estado de relaxamento e êxtase. Em vez disso, trata-se de aprender a lidar com diversos pensamentos, sentimentos e sensações sem reagir a eles. Todas as vezes que surgir algo que leve você a reagir — toda coceira, seja física ou psicológica, que você desejar tão desesperadamente coçar —, basta aprender a lidar com isso e permanecer impassível. Com o passar do tempo, você desenvolve uma atitude de curiosidade em relação ao que quer que a vida coloque em seu caminho, tanto na almofada de meditação quanto fora dela. Você pode estar com uma coisa, observá-la e se interessar por ela em vez de reagir imediatamente. Também desenvolve compaixão por si mesmo e pelos outros, percebendo o quanto pode ser difícil manter uma medida de equanimidade em meio ao ataque torrencial de pensamentos, sentimentos e impulsos que ocorrem durante quinze minutos de meditação, quanto mais durante décadas de vida. A meditação também ajuda a nem sempre levar seu eu convencional tão a sério. Apoia a sua ascensão na escada de desenvolvimento do ego de Loevinger, fortalecendo o eu que pode rir de si mesmo, e talvez até mesmo se libertar.

Ainda assim, outra forma de processar e planejar no meio da incerteza é sentir admiração — seja passando algum tempo na natureza, ouvindo músicas tocantes, observando arte comovente ou uma infinidade de outras coisas. Se a reação e a via da RAIVA associada[26] representam, como escreveu Aldous Huxley, uma "válvula redutora" de consciência, então, a admiração nos ajuda a nos abrir novamente. Dacher Keltner, professor de psicologia[27] da Universidade da Califórnia, Berkeley, mostrou que a admiração está diretamente ligada à sensação de amplitude. A admiração não só melhora a maneira com que percebemos e pensamos; também melhora nossa biologia. De acordo com um estudo de 2015[28] publicado no periódico *Emotion*, a admiração, mais do que qualquer outra sensação, está associada a níveis mais baixos de uma molécula chamada interleucina-6, ligada ao estresse e à inflamação.

Infelizmente, estamos cada vez mais privados de admiração. "Os adultos passam mais tempo trabalhando e indo e voltando do trabalho, e menos tempo ao ar livre e com outras pessoas",[29] escreve Keltner em um ensaio de 2016. Ele ainda escreve que nos tornamos "mais individualistas, mais narcisistas, mais materialistas e menos conectados com outras pessoas". Chega realmente a surpreender, então, que tantos de nós enfrentemos dificuldades para responder em vez de reagir? Se nunca nos dermos a oportunidade de criar espaço em circunstâncias estruturadas, como podemos esperar criar espaço em circunstâncias não estruturadas? Se o argumento de Keltner estiver correto, o que acredito que esteja, então uma caminhada semanal na natureza faz maravilhas para a nossa capacidade de responder em vez de reagir em nossa vida cotidiana. Eu mesmo passei por isso. Quando estou com dificuldades para aceitar uma grande mudança ou alguma incerteza subjacente, não há nada como uma longa caminhada ao ar livre para me ajudar a processar com mais habilidade o que está acontecendo e a fazer planos.

Prosseguir

Quando pesquisadores colocam camundongos em um labirinto e avaliam o que acontece no cérebro quando eles conquistam micro-objetivos no meio do caminho de metas distantes (por exemplo, fazer corretamente uma curva), o que descobrem é que o cérebro dos camundongos produzem dopamina, a substância neuroquímica associada à motivação, ao impulso e à via da EXPECTATIVA. Mas quando lhes é administrado um composto[30] que bloqueia totalmente sua produção de dopamina, os camundongos ficam apáticos e desistem. Embora esses estudos não possam ser replicados com segurança nos seres humanos, os cientistas especulam que funcionamos da mesma maneira. A neuroquímica do progresso nos prepara para persistir.

É muito mais fácil começar a fazer alguma coisa no modo de reação do que no modo de resposta. Isso porque reagir é instintivo. Você simplesmente faz. O problema, como salientei, é que "simplesmente fazer" nem sempre dá origem aos melhores próximos passos. Quando você responde, concede a si mesmo tempo e espaço para avançar com mais critério. A questão é que você também concede a si mesmo tempo e espaço para questionar qualquer abordagem que tenha criado, e pode muito facilmente cair na paralisia por tanto analisar ou deixar a dúvida paralisá-lo.

O melhor antídoto para essas variedades de atrito é considerar suas ações um experimento. No momento, não existe decisão certa ou errada, contanto que você a tenha tomado de forma intencional. Se a retrospectiva provar que suas ações foram úteis, você continua no mesmo caminho. Se a retrospectiva provar que foram indevidas, você corrige a trajetória, talvez repetindo os primeiros 3 Ps — pausa, processar e planejar — antes de voltar a prosseguir. Todas as vezes que você passa por esse ciclo, fortalece sua via da EXPECTATIVA, diminuindo sua via da RAIVA E, assim, preparando-se para se tornar o tipo de pessoa (ou organização) que enfrenta a mudança e a desordem respondendo, e não reagindo. Pesquisas em melhoria contínua[31] em diversas áreas mostram que passar por ciclos como os 4 Ps leva aos melhores resultados no decorrer de períodos de mudança e desordem.

O meio é a mensagem

Em 1964, o teórico da comunicação canadense Marshall McLuhan[32] iniciou seu livro *Os meios de comunicação como extensões do homem* escrevendo: "O meio é a mensagem". Ele continuou explicando que "as consequências pessoais e sociais de qualquer meio — isto é, de qualquer extensão de nós mesmos — resultam da nova escala que é introduzida em nossas relações por cada extensão de nós mesmos, ou por qualquer nova tecnologia". Em termos leigos: quanto mais utilizamos ou consumimos um determinado meio tecnológico, mais passamos a representá-lo em nossas ações; ou, infelizmente nos dias de hoje, em nossas reações.

Dois dos lugares mais populares onde vamos para obter informações em meio à mudança e à desordem são as redes sociais e os noticiários. Embora ambos os meios possam ser fontes de notícia extraordinárias — isto é, nos informar rapidamente que determinados eventos importantes acabaram de acontecer — seu valor para além disso é, na melhor das hipóteses, questionável. Em vez de análises lentas, deliberadas e ponderadas, as redes sociais e os noticiários são dominados por notícias descontextualizadas e pessoas gritando umas com as outras, ou, pior ainda, gritando para o nada (talvez isso seja até melhor; não sei). Praticamente tudo referente às redes sociais e noticiários nos ensina a reagir, e não a responder. Nos noticiários, temas importantes e diferenciados recebem poucos minutos, no máximo, antes de o programa passar para o assunto seguinte. Durante esses segmentos curtos, é comum trazerem especialistas que são pré-selecionados precisamente por sua probabilidade de criar situações polêmicas e raiva. Enquanto isso, nas redes sociais, os comentaristas recebem uma quantidade limitada de caracteres para defender uma ideia. Além disso, pesquisas mostram que os dois fatores[33] que mais contribuem para a probabilidade de uma publicação viralizar são a velocidade com que ela se espalha e a quantidade de indignação que provoca. A reatividade é incentivada e recompensada.

A ciência que estuda o cérebro mostra que neurônios que disparam juntos se conectam. Quanto mais você se envolve em determinados padrões de pensamento, sentimento e ação, mais fortes esses padrões se tornam. É difícil imaginar dois lugares melhores para estimular a via da RAIVA do que as redes sociais e o noticiário. Se o meio é a mensagem, então esses dois meios enviam uma mensagem retumbante de impulsos reacionários. Felizmente, existem muitos outros meios que, em vez disso, desenvolvem a capacidade de resposta das pessoas. Alguns exemplos são ler um livro, ter uma discussão focada com pessoas que você respeita, ou, se você tiver que estar na internet, ler textos mais longos e não perder a paciência com outras pessoas ao fazer a curadoria de seu feed nas redes sociais.

Vale a pena reiterar que não há nada de intrinsecamente errado em ficar sabendo das notícias nas redes sociais ou pela TV, contanto que se verifique a integridade de suas fontes. Mas continuar assistindo ao canal depois disso, para ouvir a chamada "análise", rapidamente se torna prejudicial. O desafio é que esses meios são intencionalmente projetados para nos atrair. Afinal de contas, capturar nossa atenção, o que eles transformam em dinheiro, é seu objetivo central. A heurística 2 Ps *versus* 4 Ps ajuda. Sempre dá para se perguntar: "*Esse meio incentiva a pessoa a entrar em pânico e a seguir em frente na base da porrada ou me incentiva a fazer uma pausa, processar, planejar e prosseguir?*".

Se você ficar nadando em um mar de reatividade, é inevitável que se torne uma pessoa reacionária. Se, contudo, você se deixar envolver pela capacidade de responder, então também ficará propenso a se tornar esse tipo de pessoa. Isso serve não só individualmente, mas também socialmente.

Neste capítulo, discutimos como a flexibilidade resistente exige um envolvimento criterioso com as marés da vida. Aprendemos sobre a diferença entre as coisas que não podemos controlar e aquelas que podemos. Exploramos os benefícios de nos concentrarmos nas últimas e como uma consciência mais ampla chamada zanshin pode nos ajudar a responder de forma hábil e intencional à mudança e à desordem, em vez de reagir de forma precipitada e automática. Examinamos a neurociência de responder e reagir, vimos como as vias da EXPECTATIVA e da RAIVA competem por recursos, e como, ao ativar a primeira, diminuímos a segunda.

Aprendemos também que, quando a via da RAIVA se esgota, o resultado pode ser o desalento e a depressão; nesses casos, mais poderoso do que tentar chegar a um novo estado de espírito por meio do pensamento é fazê-lo por meio da ação. Detalhamos um método baseado em evidências para responder à mudança e à desordem e fortalecer a autoeficácia — os 4 Ps: fazer uma pausa, processar, planejar e prosseguir — e aprendemos sobre ferramentas concretas para cada elemento da progressão. Finalmente, discutimos como os meios pelos quais consumimos informações sobre mudança e desordem definem se respondemos ou reagimos em nossa própria vida. Se quisermos ser o tipo de pessoa que responde habilmente às mudanças e dificuldades, deveríamos passar mais tempo conectados a meios mais lentos, responsáveis e perspicazes, e menos tempo a meios polêmicos, rápidos e reacionários.

Terminaremos este capítulo com uma verdade incômoda, mas no próximo darei algum consolo. Quer gostemos disso ou não, às vezes a mudança e a desordem nos abalam profundamente, e não para por aí. Existem determinadas circunstâncias durante as quais podemos fazer tudo o que foi discutido neste livro e, ainda assim, nos sentirmos deprimidos, para baixo, esgotados e vazios de crescimento e significado. Talvez estejamos enfrentando algo tão grande e avassalador que são poucas as coisas que podemos controlar (ou, pelo menos, parece assim em primeira análise), e, portanto, mesmo responder com habilidade parece inútil. Em um momento ou outro, todos vivenciamos esses tempos difíceis. São partes inevitáveis da experiência humana.

O próximo capítulo trata do que fazer quando essas inevitabilidades chegam à nossa própria vida, quando nos encontramos no infame bosque escuro do poeta Dante Alighieri, "onde o caminho direto se perde", onde é difícil "falar de quão selvagem, impiedoso e impenetrável é esse bosque". Nessas circunstâncias, tentar compreender o que está acontecendo é muitas vezes contraproducente. Às vezes, o trabalho da flexibilidade resistente é simplesmente manifestar-se e seguir em frente. Significado e crescimento não podem ser forçados. Devem vir em seu próprio tempo. Felizmente, como veremos nas próximas páginas, se conseguirmos aprender a parar de nos autossabotar, eles quase sempre chegam.

RESPONDER, NÃO REAGIR

- Durante períodos de mudança e desordem, separe o que não dá para controlar do que é possível controlar, e depois concentre-se no último, tentando não desperdiçar tempo e energia no primeiro.
- Fixar-se em qualquer trajetória ou resultado específico muitas vezes produz resultados abaixo do ideal; em vez disso, trabalhe no desenvolvimento do zanshin, ou de uma consciência mais ampla, mais curiosa e mais inclusiva.
- A melhor maneira de sair da via da RAIVA e reagir à via da EXPECTATIVA, e responder, é praticando os 4 Ps:

    → Fazer uma *pausa* dando nome às suas emoções.

    → *Processar* praticando a não identificação, visualizando sua situação com distanciamento.

    → *Planejar* distanciando-se e ganhando uma perspectiva ainda maior enquanto avalia suas opções.

    → *Prosseguir* dando micropassos, tratando cada um como um experimento e ajustando conforme avança.

- Se você adquirir o hábito de responder em vez de reagir, desenvolverá o que os psicólogos chamam de *autoeficácia*, uma confiança segura nascida da crença baseada em evidências de que você é capaz de comparecer e tomar providências refletidas e intencionais durante mudanças e dificuldades. Quanto mais autoeficácia você desenvolve, menos ameaçadoras se tornam as mudanças e a desordem.
- Os meios pelos quais você consome informações definem seu temperamento; priorize os responsivos e evite os reativos — a sua saúde, e talvez a da sociedade, depende disso.

6

Criando significado e avançando

Em 2017, fui pego de surpresa pelo início avassalador de um transtorno obsessivo-compulsivo (TOC) e de uma depressão secundária. O TOC é uma doença pouco compreendida e muitas vezes debilitante. Longe de ser uma tendência a ser meticulosamente organizado ou a conferir mais de uma vez se a porta está trancada ou se a torradeira está fora da tomada, o TOC clínico é caracterizado por pensamentos e sentimentos intrusivos que dominam a vida da pessoa, prejudicando seu humor e distorcendo seu senso de identidade. Você passa todas as horas em que está acordado tentando decifrar o que significam os pensamentos e sentimentos intrusivos e como aliviá-los, apenas para que eles voltem mais fortes e violentos. Eles provocam ondas eletrizantes de ansiedade da cabeça aos pés. Você tenta compulsivamente se distrair dos pensamentos e sentimentos intrusivos, mas eles estão sempre à espreita nos bastidores, explorando qualquer espaço livre no seu dia, como uma aba na tela do computador que você nunca consegue minimizar, muito menos fechar. Você vai para a cama com pensamentos e sentimentos intrusivos que se rastejam pela mente e pelo corpo, e acorda da mesma maneira. Eles estão presentes quando você está comendo. Quando está trabalhando. Quando tenta estar com sua família. Estão presentes até mesmo quando você está dormindo, atormentando seus sonhos. Os pensamentos e sentimentos intrusivos são tão persistentes que você começa a questionar se pode acreditar neles. Foi uma espiral caótica e infinita de sofrimento e horror: essa foi a minha realidade diária durante a maior parte do ano, antes de eu começar a perceber os efeitos positivos da terapia e de outras práticas que mudaram meu trabalho e minha vida para melhor*

.Antes do início do TOC, eu era e, em grande medida, ainda sou, uma pessoa otimista, orientada para o crescimento e em busca de significado. Lembro-me claramente de uma sessão de terapia cerca de quatro meses após meu diagnóstico. Eu ainda estava em um momento ruim. Falei para a minha terapeuta Brooke que parte do que estava me causando angústia era o fato de eu não conseguir ver como o que eu estava passando poderia levar a algum significado ou crescimento. Tudo aquilo parecia tão sem propósito; sofrimento sem objetivo, sem lição para ensinar. Minha experiência contrastava fortemente com os livros de psicologia e crescimento pessoal que eu havia lido até ali, que transmitem aos leitores a importância de encontrar significado mesmo, e talvez sobretudo, nas profundezas da escuridão. Presumi que fosse o manual. Crescimento é a consequência da dificuldade, certo? Só que eu não conseguia entender como o TOC estava relacionado a qualquer tipo de objetivo; na verdade, me fez sentir que não tinha nenhum. Compartilhei tudo isso com Brooke, que também

---

*Para quem quiser aprender mais sobre o TOC, discuto minha experiência com mais detalhes em meu livro anterior, *A prática para a excelência: um caminho transformador para alimentar — e não consumir — sua alma*. Para nossos objetivos aqui, a questão é que o TOC é uma experiência angustiante e totalmente horrenda.

passou por crises de depressão. Seus olhos marejaram um pouco quando ela me disse: "Nem tudo precisa ter significado e você não precisa disso para crescer. Por que o que você está vivenciando agora precisa ter um propósito maior? Por que não pode simplesmente ser uma droga?".

A adoção de uma mentalidade de crescimento e a construção de um senso de significado e objetivo forte na vida de uma pessoa são incontestavelmente saudáveis. Essas atitudes servem como base para o bem-estar e a excelência sustentável em qualquer coisa que você faça — seja cuidar dos filhos, praticar a medicina, escrever, ensinar ou abrir uma empresa. Estudos e mais estudos demonstram o poder que a adoção de uma mentalidade de crescimento tem, de encontrar significado e promover um propósito. No entanto, há momentos em que a vida lhe lança obstáculos tão inesperados que essas qualidades simplesmente não são plausíveis — pelo menos não no momento (mais sobre isso daqui a pouco). "Esses cômodos em nossa mansão psíquica comum, rotulamos de depressão, perda, tristeza, vício, ansiedade, inveja, vergonha e coisas do gênero",[1] escreve o psicoterapeuta James Hollis. "Essa é a nossa humanidade. Somos inundados pela ansiedade porque o fato de estarmos fora de controle não é mais passível de ser negado."

Durante essas experiências angustiantes, tentar forçar crescimento, significado e propósito pode piorar aquilo pelo que você está passando. Você não está só magoado, assustado ou triste, como também corre o risco de julgar a si mesmo pela falta de qualquer coisa de valor associada à sua experiência. Você pega uma situação extremamente negativa e acidentalmente a transforma em duas: o horror do que está passando *e* o fato de nem sequer conseguir fazer o que os livros de autoajuda aconselham. Suponho que o pior infrator dessa categoria seja a gratidão, que discutirei aqui por ser um exemplo muito claro. Sem dúvida, praticar a gratidão é benéfico na maioria dos casos. Muitos estudos científicos apoiam isso. Mas tentar forçar-se a escrever três coisas pelas quais você é grato após ter sido demitido, quando está passando por um quadro de depressão profunda ou depois de ter sofrido a perda de um filho ou companheiro(a) faz pouco sentido. São poucas as coisas ruins que podem ser ditas para uma pessoa que está deprimida ou em sofrimento do que: *Por que você não pensa em todas as coisas pelas quais é grato neste momento?*

É um beco sem saída. Qualidades como crescimento, significado, propósito e gratidão são genuinamente benéficas, e há valor em cultivá-las ativamente. Mas também há momentos em que é útil nos libertarmos por completo dessas noções, quando insistir em concretizar essas qualidades sai pela culatra e começa a atrapalhar. Todos nós nos beneficiaríamos com um pouco mais de nuances.

Recentemente perguntei a Brooke se ela se lembrava da sessão em que me deu permissão para parar de tentar encontrar significado e crescimento e, em caso afirmativo, o que a levou a dar esse conselho. "Parte do que influenciou o que eu disse naquele momento foi minha experiência na tentativa (às vezes em vão) de ajudar outras pessoas a encontrar significado em suas experiências dolorosas", ela disse. "Às vezes pode ser útil, mas outras vezes não — sobretudo se você estiver tentando impor ou forjar aquilo. Encontrar significado e concretizar o crescimento pode ser um processo mais longo, que se desenrola em escalas de tempo imprevisíveis."

Alguns ciclos de ordem, desordem e reordenação levam rapidamente a um crescimento observável e a sentimentos de significado.

Mas isso não deve ser confundido com uma necessidade constante de melhorar evitando absolutamente todos os obstáculos da vida. Às vezes, *reordenação* significa adaptar-se à sequência de mudanças particularmente desafiadoras e caminhar gradualmente até a estabilidade sem qualquer ganho imediato ou importância discernível. Com o tempo, tendemos a encontrar significado e crescer a partir de tais ocorrências. Contudo, nesse momento, sermos pacientes e delicados conosco é o melhor e, talvez, o único caminho a seguir.

O motivo pelo qual o significado e o crescimento surgem no tempo deles

Assim como nosso corpo desenvolve um sistema imunológico para defender-se e curar-se de doenças e lesões, o mesmo acontece com nossa mente — e os dois funcionam de forma semelhante. Comecemos com um breve exame do corpo e de nosso sistema imunológico. Lesões e doenças sem importância tendem a se resolver rapidamente. Porém, lesões e doenças graves demoram mais para serem curadas, sobretudo se o seu sistema imunológico nunca lidou com algo parecido. É impossível para uma pessoa enganar seu próprio sistema imunológico: nada do que você pense, diga ou faça o convencerá de que um corte profundo é um corte sem importância, ou de que o novo coronavírus é um resfriadinho ou uma gripezinha. Nosso sistema imunológico é uma máquina extraordinária, aperfeiçoada ao longo de milênios de evolução. Sua função central é nos manter vivos e resilientes, nos ajudar a avançar em meio a perturbações biológicas inesperadas. Como tal, ele trabalha da maneira mais rápida e eficiente possível. No entanto, por vezes exige longos períodos para organizar uma resposta adequada.

O mesmo se aplica ao nosso *sistema imunopsicológico* — termo cunhado pelo psicólogo de Harvard Dan Gilbert. Nosso sistema imunopsicológico nos ajuda a filtrar e dar sentido à nossa vida. "Se precisássemos vivenciar o mundo exatamente como ele é, viveríamos deprimidos demais para sair da cama pela manhã, mas se experimentássemos o mundo exatamente como queremos que ele seja, estaríamos delirantes demais para encontrar nossos chinelos", escreve Gilbert. Quando a vida não segue nossa vontade, nosso sistema imunopsicológico aparece para nos ajudar a enfrentar, curar e seguir em frente. Em grande parte, ele alcança esses objetivos construindo significado e crescimento a partir de experiências que, de outra forma, seriam frustrantes. Assim como acontece com nosso sistema imunológico, reveses psicológicos menores e mais conhecidos produzem significado e crescimento mais rapidamente do que reveses maiores e desconhecidos. Na primeira vez que uma editora recusou algo que escrevi, senti aquilo como uma grande perda. Agora, quando isso acontece, fico chateado por cerca de dois minutos e logo depois sigo com meu dia, torcendo para ter aprendido uma ou duas coisas com a rejeição. No caso de mudanças particularmente devastadoras e sem precedentes — experiências como perdas, doenças e crises de identidade —, o sistema imunopsicológico não funciona imediatamente. Leva tempo para reunir os recursos necessários para uma resposta suficientemente forte. Nessas circunstâncias, tentativas prematuras[2] de gerar uma perspectiva positiva ou de forçar significado, propósito e crescimento fazem com que nos sintamos *bem pior*. "Essas tentativas são tão transparentes que nos fazem sentir mesquinhos", escreve Gilbert.

Por mais que tentemos, não conseguimos enganar nosso sistema imunopsicológico com ilusões, assim como não podemos enganar nosso sistema imunológico. Significado e crescimento surgem de acordo com seu próprio cronograma. Isso não quer dizer que não existam determinadas estratégias que podem ser adotadas para ajudar a alcançar esses resultados desejados. Elas existem, e iremos examiná-las em breve, mas, como Brooke aconselhou de maneira sensata, não podemos forçar isso. Tentar fazê-lo é contraproducente.

Por que parece que tempos difíceis duram para sempre?

O período da minha vida que defino livremente como "estar no auge do TOC" durou cerca de oito meses. Naquele tempo, eu tinha dificuldades em ter mais de dois dias decentes consecutivos, e, mais frequentemente, pareciam duas horas decentes. Foi uma época da minha vida que parecia que duraria para sempre. Entretanto, avançando até os dias de hoje — mais de seis anos depois — e olhando para trás, não me parece que esses oito meses tenham sido um período tão longo. Na verdade, me lembro deles como uma partícula de tempo muito menor.

E eu não estou sozinho nessa. Pesquisas mostram que, quando estamos no meio de circunstâncias difíceis, nossa percepção do tempo fica mais lenta. Mas quando recordamos essas circunstâncias difíceis com alguma distância, nos lembramos delas como se tivessem passado muito rapidamente. Essa distorção do tempo deve-se ao fato de que, durante períodos sombrios e incertos, cada minuto tende a ser ocupado por uma alta densidade de pensamentos e sentimentos angustiantes. É o contrário de experiências de "fluxo" ou "pico", durante as quais o tempo voa porque estamos em nossa zona de conforto, praticamente sem pensar ou sentir nada. Imagine isso como a diferença entre assistir a um filme cena por cena ou assisti-lo de forma contínua. Em épocas especialmente desafiadoras, vivenciamos nossa vida cena por cena, como uma progressão lenta e descompactada que parece não levar a lugar algum, quanto menos a uma conclusão significativa. Mas olhando para trás, para esses períodos desafiadores, nos lembramos deles como períodos compactos e contextualizados. Como tal, não parecem tão devastadoramente longos,[3] e temos mais facilidade em construir narrativas coerentes e significativas. É o método de nosso sistema imunopsicológico nos proteger de nossas lembranças dos períodos difíceis exatamente como ocorreram, o que tornaria terrivelmente difícil seguir em frente.

Um exemplo extremo é o transtorno de estresse pós-traumático (TEPT). Uma forma de conceituar isso é como um defeito no sistema imunopsicológico. Em vez de processar e integrar o trauma dentro de uma narrativa mais ampla, efetivamente aliviando a tensão, o sistema nervoso de pessoas que sofrem de TEPT continua a reviver esses episódios aterrorizantes com detalhes vívidos. Os sintomas mais comuns são lembranças do passado, pesadelos e ansiedade intensa, bem como pensamentos incontroláveis sobre a ocorrência traumática. Isso explica por que muitas terapias baseadas em evidências[4] para TEPT ajudam as pessoas a incorporar suas ocorrências traumáticas em uma rede mais ampla de memórias e outras experiências de vida. O que torna a recuperação tão desafiadora é que o sistema nervoso das pessoas que sofrem de TEPT fica reprisando estados de hiperexcitação — o que, como você está prestes a aprender, por si só já exacerba a lentidão do tempo e a rigidez da ansiedade.

David Eagleman, professor de neurociência da Universidade Baylor, é um dos principais especialistas do mundo na percepção do tempo. Ele diferencia o *tempo do cérebro* do tempo do relógio, e seus experimentos mostram que, embora o último seja objetivo, o primeiro é tudo menos isso. Para um estudo fascinante, Eagleman levou participantes para o parque de diversões de gravidade zero chamado Zero Gravity Thrill Amusement Park, em Dallas, no Texas. O parque, que fechou durante a pandemia, apresentava talvez o brinquedo mais assustador do mundo: o SCAD, sigla em inglês para "dispositivo aéreo de travamento suspenso". As pessoas eram içadas a mais de 45 metros de altura e posicionadas na horizontal, de modo que ficassem paralelas ao chão, com as costas viradas para baixo e os olhos fitando o céu. Depois, eram soltas em queda livre sobre uma almofada macia em formato de rede. Todos os participantes do estudo que foram no SCAD classificaram a experiência com nota dez de dez na escala de medo. Imediatamente após eles terem pousado, Eagleman perguntava a cada participante quanto tempo havia durado a queda livre para eles. Em média, os participantes relatavam que foi 36% mais demorada do que a realidade. Mas quando Eagleman pediu a alguns participantes[5] que observassem outras pessoas indo no SCAD e estimassem quanto tempo a queda levava, as estimativas deles foram surpreendentemente precisas. Somente quando os participantes estavam em um estado de alta empolgação e ansiedade — ou seja, durante e imediatamente após a queda livre — é que sentiam o tempo passar mais devagar.

O trabalho de Eagleman demonstra, em parte, por que tudo parece prolongado no decorrer de períodos particularmente difíceis de desordem. Embora talvez não sejam tão agudas quanto a queda livre no SCAD, grandes mudanças nos colocam em alerta máximo e em estado de hiperexcitação. Ser capaz de identificar quando isso está acontecendo e ser pacientes conosco é o segredo.

***

Existe um motivo pelo qual os advogados de tribunal escrevem e refinam meticulosamente seus argumentos finais. Eles são a última declaração que os jurados ouvirão antes de tomar a decisão, o que, por sua vez, significa que essa declaração terá um impacto descomunal na referida decisão. É o mesmo motivo pelo qual se alguém recentemente tenha se envolvido em uma briga com seu/sua companheiro(a), mesmo que a pessoa seja um jogador de boliche profissional, provavelmente interpretará o aviso "não cruze a linha" como uma advertência para não continuar incitando a outra pessoa.

O "viés da recenticidade" diz que[6] um fator significativo na forma com que interpretamos os acontecimentos é o que quer que tenha acontecido por último. Considerando que as ocorrências recentes têm tanto poder em nossa mente, presumimos que o que sentimos agora seja também o que sentiremos no futuro. Mas estas suposições quase sempre estão erradas, porque não levam em conta a capacidade de nosso sistema imunopsicológico. Com o passar do tempo, os estímulos objetivos — ou seja, o que está acontecendo agora e nossos pensamentos e sentimentos associados a isso — são filtrados para a memória subjetiva e entrelaçados em nossa narrativa pessoal. Essa narrativa quase sempre tem um elemento de crescimento e significado. Se nossas provações e tribulações mais graves não ganhassem significado, a vida seria dolorosa demais e seríamos todos niilistas.

Una as engrenagens do tempo do cérebro, o viés da recenticidade e nossos sistemas imunopsicológico e psicológico, e a consequência será a seguinte: mudanças que desencadeiam excitação ou emoções negativas intensas, como depressão, ansiedade, perda e tristeza, podem parecer totalmente inúteis e intermináveis — tanto enquanto as vivenciamos quanto logo depois. Mas, transcorridos alguns dias, meses e, em alguns casos, até anos, tendemos a refletir sobre essas experiências com pelo menos algum nível de significado e crescimento. Quanto mais difícil for a mudança, mais tempo e espaço geralmente serão necessários. Portanto, é fundamental lembrar-se de que, muito embora você possa sentir que está travado em uma situação difícil e que o futuro está condenado, isso raramente, ou nunca, é o caso. Nossas percepções e nossa capacidade de fazer previsões precisas sobre o que acontecerá no futuro ficam distorcidas.

Em uma série de estudos,[7] pesquisadores da Universidade Harvard (incluindo Gilbert) e da Universidade da Virgínia decidiram investigar até que ponto as pessoas se saem bem na previsão de como se sentirão no futuro em relação às dificuldades atuais. Eles pediram aos participantes que estavam passando por desafios significativos — por exemplo, por um divórcio, uma demissão ou a perda de um dos pais — que estimassem sua satisfação com a vida, sua felicidade e seu bem-estar entre alguns meses e alguns anos no futuro. A conclusão deles foi a seguinte: "Nossa capacidade de imaginar o futuro e prever a transformação que os acontecimentos sofrerão à medida que os interrogamos e explicamos as coisas para eles é limitada... Muitas vezes demonstramos um viés de impacto, superestimando a intensidade e a duração de nossas reações emocionais a essas ocorrências."

Os pesquisadores acabam por escrever[8] que as pessoas "não conseguem prever a rapidez com que darão sentido às coisas que lhes acontecem de uma maneira que acelere a recuperação emocional. Isso é especialmente verdadeiro quando se prevê reações a acontecimentos negativos". Qualquer pessoa que já tenha sido largada pelo(a) namorado(a) ou que perdeu o emprego sabe disso muito bem. Os primeiros dias, semanas e talvez até meses são insuportáveis. Mas uma década depois, a maioria das pessoas conta para si mesma uma história sobre o término ou a demissão, dizendo que foi para melhor, ou, pelo menos, que não foi tão ruim. Qualquer que seja a escuridão que você esteja enfrentando, talvez o conhecimento mais importante a que se apegar, mesmo que apenas por um fio, seja que o que parece uma eternidade agora parecerá diferente no futuro. Se esse insight lhe der força para seguir em frente, então, ele é valiosíssimo.

Em *O livro do caminho e da virtude*, publicado em 400 a.C., Lao Tsé perguntava: "Você tem paciência para esperar a lama assentar e a água limpar?". Há verdade no aforismo popular de que o tempo cura todas as feridas. Mas não é só o tempo. É também o que a pessoa faz com esse tempo. Existe uma enorme distância entre não fazer nada e tentar forçar prematuramente o significado e o crescimento.

Do sofrimento ao objetivo

Conheci Jay Ashman depois que ele leu meu livro anterior, *A prática para a excelência: um caminho transformador para alimentar — e não consumir — sua alma*. Ele me enviou um e-mail citando trechos específicos do livro que ressoavam nele. Incluiu em sua observação que havia "experimentado momentos horríveis". Respondi agradecendo por ele reservar um tempo para ler meu trabalho e entrar em contato. Algumas semanas depois, Jay me enviou uma mensagem mais longa sobre suas dificuldades, sobretudo as que se relacionavam com sua identidade. Mais uma vez, ele citou vagamente que havia "experimentado momentos horríveis", dessa vez fazendo alusão a "ter estado em uma gangue". Naquela época, eu estava profundamente envolvido no processo de pesquisa e escrita deste livro, então achei que valeria a pena aprender um pouco mais sobre Jay e, talvez, perguntar se ele queria conversar. Quando pesquisei sobre Jay na internet, ele pareceu ser um sujeito totalmente durão, o "fodão": musculoso como o Hulk, tatuado da cabeça aos pés, um enorme piercing no nariz... dá para imaginar a figura. Também fiquei sabendo que ele é dono de uma academia famosa em Kansas City, no Missouri. Pelo que pude perceber, a academia dele adotava uma abordagem diferenciada e solidária com relação ao treinamento com pesos. Nem é preciso dizer que tudo isso despertou meu interesse. Mandei um e-mail para Jay, perguntando se gostaria de bater um papo e ele concordou imediatamente.

Após alguns minutos de conversa, perguntei-lhe sobre seu passado, principalmente suas referências a tempos sombrios e seu envolvimento com uma gangue. Ele respondeu de maneira vaga. Garanti a Jay que a última coisa que eu queria era pressioná-lo a compartilhar algo que não se sentisse à vontade em compartilhar, mas que, se ele quisesse se abrir mais, eu seria um ouvinte neutro. Fez uma pausa e depois me contou que havia sido um líder reconhecido nacionalmente do movimento neonazista dos Estados Unidos. Pensei comigo mesmo: "*Ah, então é por isso que ele estava escrevendo e falando em termos tão vagos*". Processei rapidamente aquilo, respirei fundo e disse a ele: "*Jay, não te conheço bem, mas tenho mais respeito por você agora do que antes. Para sair dessa situação, você deve ser tão forte por dentro quanto sua aparência dá a entender*".

"Não sei quanto a isso, mas, agora que ficou para trás, vamos começar a conversar", disse ele.

Fiquei sabendo que Jay cresceu em Reading, na Pensilvânia, uma cidade operária que, como tantas outras, sofreu com a desindustrialização nos Estados Unidos. Quando criança, ele teve um problema auditivo que exigia o uso aparelhos auditivos, motivo pelo qual sofria um bullying incessante. Quando Jay tinha quinze anos, seu pai morreu de câncer. "Ele literalmente morreu em meus braços", Jay disse. Ele entrou em depressão e se deixou levar pela indignação, sendo dominado totalmente pela fúria e pela raiva. Felizmente, canalizou esses sentimentos para o futebol americano, onde se destacou, e acabou indo jogar na Universidade Lehigh. Mas quando terminou a faculdade, eu não sabia quem era. Não sentia que pertencesse a lugar nenhum. Jamais gostei dos atletas, de qualquer maneira, eu estava muito inseguro e furioso. Acabei fazendo o que tantos jovens brancos, furiosos e em sofrimento fazem: entrei em grupos neonazistas". Isso foi em 1996, quando ele tinha 22 anos.

Jay é um sujeito carismático e cinético. É um cara grande e tem uma personalidade maior ainda. Não é de surpreender que tenha prosperado no movimento neonazista, ascendendo meteoricamente em suas fileiras. No entanto, Jay me contou que sempre tivera alguma dissonância cognitiva. "Éramos ensinados a odiar negros e judeus — de um jeito muito ruim. Independentemente disso, eu tinha amigos negros e ouvia rap. Eu não sabia muito sobre os judeus, certamente não o suficiente para formar qualquer espécie de opinião sobre um indivíduo, muito menos sobre toda uma etnia." Por mais que adorasse a relevância, o status e a aceitação de outros neonazistas, Jay lembra que sempre houve uma pequena parte dentro dele que questionava tudo aquilo, dizendo: "*Qual é, cara, é isso mesmo que você quer fazer? É isso mesmo que você é?*".

Após passar cerca de seis anos dentro do movimento da supremacia branca, Jay estava em um bar quando um homem negro se sentou ao seu lado. "Eu estava com minha blusa neonazista. Eu usava aquilo em todo lugar; era um manto de segurança", lembrou Jay.

O sujeito perguntou: "O que é isso aí na sua blusa?".

"Falei para ele sem rodeios", disse Jay. "Falei que era um emblema do movimento neonazista." O homem fez um gesto com a cabeça para dizer que havia entendido, e eles começaram a conversar mais, abordando todos os temas possíveis. Mais de uma hora depois, o homem se levantou, olhou nos olhos de Jay, e disse: "Você é melhor do que essa blusa aí. Você é melhor do que imagina".

Naquela época, a dissonância cognitiva de Jay já havia atingido seu ponto de ebulição. "Eu havia visto e praticado tanta violência... Aquele não era eu", disse ele. Naquela mesma noite, Jay jogou fora todas as suas blusas neonazistas e abandonou o Stormfront, o popular fórum da internet dos supremacistas brancos. "Aquele sujeito salvou a minha vida", disse Jay. "Serei eternamente grato por sua força, gentileza, coragem e compaixão."

Jay, então com 28 anos, mudou-se para a cidade de Nova York pelo único motivo de que era um lugar onde poderia se misturar e "sumir". Arrumou emprego como eletricista e trabalhava como personal trainer paralelamente. A mesma malandragem das ruas, esperteza, energia e carisma que foram responsáveis pela ascensão de Jay no movimento neonazista também fizeram dele um grande personal trainer, o nicho em que obteve sucesso na década seguinte. "Por fora, minha aparência estava ótima. Eu estava no auge da forma física, treinando atletas de alto nível, ganhando dinheiro. Mas, por dentro, ainda não sabia quem era. Ainda estava sofrendo", ele explicou.

"*Como se anda para a frente com tantas imagens dolorosas na mente? Se não sou mais a pessoa que eu era, então quem sou?*". Esses eram os questionamentos com os quais Jay se debatia. Embora se sentisse travado, não desistia da vida. Começou a fazer terapia, entrou em um grupo reflexivo composto apenas por homens... Manteve-se ocupado. Começou a meditar e a se abrir para a espiritualidade de uma forma que sempre considerara ridícula. Ele se entregava de corpo e alma a seus clientes e também ao seu próprio treinamento. "Eu não me sentia bem, mas continuei a fazer minhas coisas, um dia de cada vez", ele recorda.

Em 2014, mais de uma década depois de ter abandonado o movimento, Jay começou a ver alguma luz. "Eu emendava uma sequência de bons dias, em que me sentia completo, e isso já era alguma coisa", recorda. Ele se mudou para Kansas City, abriu uma academia e começou a fazer novos amigos. Em 2016, Jay observou que um dos principais partidos políticos dos Estados Unidos estava sendo sequestrado por um movimento da extrema direita que lhe era bastante familiar. "Ouvi as palavras 'Estados Unidos em primeiro lugar' em campanhas políticas, e sabia exatamente o que significava. Era a mesma merda de sempre que costumávamos dizer", ele me disse. Jay sentiu que precisava fazer algo para revidar, para combater a penetração da supremacia branca na cultura política mais ampla. Ele começou a compartilhar seu passado e se tornou mais ativo politicamente.

Quando conversamos em 2022, quase duas décadas depois de Jay deixar o movimento neonazista, ele estava bem. "Se eu conseguir educar as pessoas agora, posso fazer uma pequena diferença para impedir a propagação do ódio. Acho que isso é a chave para a minha cura", ele me disse. "Finalmente estou começando a ver algum significado em todo o sofrimento."

Pesquisas demonstram que as consequências mais comuns[9] de um trauma são a resiliência e o crescimento. Isso não nega a dor e o sofrimento que se seguem a um trauma, nem diminui a importância dos horrores do TEPT. É um fato que a maioria das pessoas se recupera e encontra significado até mesmo após ter se afundado nas profundezas mais sombrias. Em 2010, pesquisadores da Faculdade de Medicina de Wisconsin acompanharam 330 sobreviventes de traumas ao longo do tempo, sendo que muitos deles precisavam de cirurgia em um centro de trauma de nível um. Eles descobriram que, seis meses após o evento traumático, a grande maioria dos sobreviventes já estava no que os pesquisadores chamaram de *trajetória de resiliência*, uma trajetória de cura e construção de sentido. "É bastante notável que um número tão grande de participantes tenha relatado níveis tão baixos de gravidade dos sintomas [de sofrimento psicossocial]", escrevem os pesquisadores. Curiosamente, mas nem um pouco surpreendente,[10] considerando o que sabemos sobre o sistema imunopsicológico, para muitos participantes, os sintomas do TEPT aumentaram gradualmente, atingindo o pico aos três meses, e só então começaram a diminuir.

Não existe uma trajetória única para o processo de significado e crescimento. Traumas físicos e traumas emocionais estão interligados, mas não são a mesma coisa. O estresse crônico é diferente do estresse agudo. Lesão por agressão é diferente de lesão por acidente. É mais fácil vivenciar significado e crescimento futuros depois de ser dispensado de um emprego do que depois de ser vítima de um estupro. E mesmo assim, quando analisamos o que já foi publicado até hoje,[11] um tema é recorrente: a grande maioria das pessoas acaba encontrando significado e cresce com as dificuldades. Quanto mais chocante for a mudança na vida de uma pessoa, mais tempo ela leva para que esse processo se desenrole.

O que tentei fazer até agora neste capítulo foi contrariar a narrativa de que tudo tem que ser sempre significativo. Isso é obviamente mentira. A flexibilidade resistente aceita que às vezes as coisas parecem inúteis e precisamos dar ao nosso sistema imunopsicológico o tempo necessário para funcionar de forma eficaz. Às vezes leva dias. Às vezes, semanas. Às vezes, meses. Outras vezes, anos. As seções seguintes detalham algumas das táticas mais importantes e baseadas em evidências para trabalhar durante esses períodos, ajudando-nos a introduzir significado e crescimento sem forçá-los de maneira prematura. Cada tática pode ser aplicada a uma ampla gama de mudanças; e cada uma ajuda tanto com nosso processamento de curto prazo quanto com nossos padrões de pensamento de longo prazo.

Humildade e os limites do "conserto"

O psicoterapeuta James Hollis escreve que o que tanto dificulta as mudanças grandes e árduas é que "o fato de estarmos fora de controle não é mais passível de ser negado". Chega um momento em que nenhuma de nossas estratégias anteriores funciona. Mesmo se nos abrirmos e aceitarmos o que está acontecendo, esperarmos dificuldades, nos concebermos com fluidez, respondermos e não reagirmos, não significa que sempre saberemos o que fazer. Quando isso ocorre, às vezes nossa melhor aposta é a rendição. Isso não significa desistir da vida ou perder a esperança. Só que paramos de tentar consertar, resolver problemas, controlar ou até mesmo dar sentido às nossas terríveis circunstâncias.

Não há maior fonte de humildade, nada que minimize mais o ego, do que a rendição. A princípio, pode parecer desistência, mas, no longo prazo, é uma das ações mais produtivas que podem ser adotadas por alguém. Na minha própria experiência com o TOC, foi somente quando abri mão de qualquer resquício de controle, de qualquer desejo de significado ou crescimento pessoal, que finalmente comecei a fazer um progresso genuíno. Qualquer que fosse a parte de mim que estivesse apegada à ideia de que eu poderia, de alguma forma, forjar ou moldar minha experiência, também era a parte de mim que estava me impedindo de seguir em frente, e não só quanto à recuperação do TOC, mas muito provavelmente em muitas partes da minha vida. (Os neurocientistas podem dizer que essa "parte" de mim está relacionada ao córtex cingulado posterior do meu cérebro — veremos mais sobre isso daqui a pouco.)

Quando alguém se sente perdido ou arrasado,[12] explica Anna Lembke, psiquiatra de Stanford, essa pessoa está preparada para o que ela chama de *pivô espiritual fundamental*. "Acontece quando conseguimos entregar [nosso sentido] para algo fora de nós mesmos. Isso pode assumir muitas formas, mas a chave é reconhecer que não estamos no controle, e que, quando pedimos ao universo, por assim dizer, que nos guie ou nos ajude, essa simples reorientação muda totalmente a tomada de decisões, muda tantas coisas com relação a como prosseguimos em nossa vida." Lembke, uma cientista séria que se especializou no tratamento de pacientes com graves transtornos de abuso de substâncias e vícios comportamentais, diz que quando seus pacientes vivenciam esse pivô espiritual fundamental, quando levantam as mãos e são obrigados a buscar ajuda em algo maior do que eles mesmos, começam a encontrar um caminho. "É realmente uma virada total, quando você faz esse pivô", explicou ao apresentador do podcast *Rich Roll*. "E são incríveis as coisas boas que podem resultar disso."

Muitas vezes o que se fala sobre rendição está associado a um poder superior ou a Deus, como é o caso nas versões tradicionais dos Alcoólicos Anônimos. Se isso funciona para você e para a sua crença, ótimo, mas se não, talvez seja bom reformular os termos "poder superior" ou "Deus" como substitutos de "o universo" ou "forças externas a você". Uma razão pela qual esse tipo de rendição é tão eficaz é que diminui a atividade em uma parte do cérebro chamada de córtex cingulado posterior, ou CCP, região do cérebro associada ao pensamento autorreferencial, o jargão da ciência para quando a pessoa se sente presa nas próprias experiências. Quanto mais atividade no CCP uma pessoa tem, maior será a probabilidade de ela atrapalhar a si própria. "Se tentarmos controlar uma situação ou nossa vida, temos que nos esforçar para *fazer* algo a fim de conseguirmos os resultados que desejamos",[13] escreve o neurocientista Judson Brewer. "Por outro lado, se formos capazes de relaxar e assumir uma atitude que seja mais como uma dança com [a vida], simplesmente *ficando* com ela à medida que a situação se desenrola, sem necessidade de esforço ou luta, [podemos] deixar de ser a pessoa que está atrapalhando a si própria."

A rendição — e a humildade que ela gera — não só nos ajuda a abrir mão do controle e parar com os esforços inúteis para impelir prematuramente o crescimento e o significado em situações caóticas. Também nos prepara para pedir e receber ajuda.

Pedindo e recebendo ajuda

Em seu trabalho sobre a alostase, o neurocientista Peter Sterling identificou um processo de três etapas pelo qual os sistemas passam quando confrontados com mudanças significativas. Primeiramente, eles tentam absorver a mudança e se adaptar utilizando "seu próprio intervalo dinâmico normal". Quando isso não funciona, "pegam emprestado" recursos para se adaptarem. Se a desordem continuar elevada, então preveem uma "nova normalidade" e ampliam gradualmente sua própria capacidade. Em outras palavras, pegar recursos emprestado serve como uma ponte para passar da desordem para a estabilidade em um lugar novo.

Quando aplicamos isso aos desafios de nossa própria vida, significa pedir e receber ajuda enquanto nosso sistema imunopsicológico amplia sua capacidade. Quando Jay Ashman chegou ao fundo do poço e se sentiu totalmente perdido, ele buscou a assistência de um terapeuta e entrou em um grupo reflexivo masculino.

Ao contrário de muito do que já foi popularmente publicado sobre o tema, a resiliência não é somente um jogo interno. A autoajuda raramente basta. Estudos comprovam que pedir[14] e receber ajuda é uma das características mais preditivas para a resiliência. Como escrevi em *A prática para a excelência*, as raízes das enormes sequoias — que crescem mais de sessenta metros acima do solo com troncos de mais de três metros de diâmetro — descem apenas pouco menos de dois metros até pouco mais de três metros e meio embaixo da terra. Em vez de crescerem para baixo, crescem para fora, estendendo-se por centenas de metros para os lados, envolvendo-se nas raízes de suas vizinhas. Quando chegam as intempéries, é essa rede de raízes intimamente entrelaçadas que sustenta a capacidade das árvores de se manterem fortes como entes individuais. Conosco é igual.

***

No intervalo de um único ano, Nora McInerny perdeu sua segunda gravidez, bem como seu pai e seu marido, ambos para o câncer. Na esteira de seu sofrimento inimaginável, ela percebeu que havia muita coisa errada na forma com a qual a sociedade trata a tristeza e aqueles que estão em sofrimento. A perda de um ente querido provavelmente já é a pior experiência que qualquer pessoa um dia vivenciará; além disso, as normas sociais podem fazer com que isso pareça uma coisa isoladora. Nora queria lutar contra o constrangimento, o estigma, as expectativas irreais e a solidão que fazem parte das experiências de sofrimento de tantas pessoas. Além de escrever livros sobre o assunto e compartilhar recursos na internet, McInerny iniciou um podcast intitulado *Terrible, Thanks for Asking* [Péssima, obrigada por perguntar], no qual pessoas que sofreram perdas importantes e que estão suportando o sofrimento podem compartilhar sua história. O podcast funciona como uma comunidade de pessoas que passam por dificuldades semelhantes.

"O sofrimento é uma daquelas coisas – como se apaixonar, ter um bebê ou assistir a *The Wire* –, que você só entende quando vive a experiência, quando faz aquela coisa", explica McInerny em seu Ted Talk de 2018 sobre o assunto, que já foi assistido mais de 6 milhões de vezes. Ela explica ainda que ninguém deveria viver essa experiência sozinho, um princípio que tem norteado todo o seu trabalho.

As palavras de McInerny me fazem recordar o que penso sobre a depressão. Estar deprimido é como estar na margem de um rio que parece igual à outra margem, mas *passa uma sensação* muito diferente. As pessoas do outro lado dizem para você *se animar*, que *você ficará bem*, e *não se preocupe, todo mundo fica triste de vez em quando!* Só que nada disso ajuda de fato. O que ajuda é quando alguém que passou algum tempo do seu lado do rio volta e se junta a você. Você pode pensar: "*Mas que droga essa pessoa está fazendo? Por que ela está vindo ficar aqui comigo?!*". E então ela lhe diz: "*Vim porque já estive nessas águas e sei como são horríveis*". Ela se aproxima, pega sua mão e, se possível, ajuda você a atravessar para o outro lado.

Quer você esteja arrasado por causa de uma perda sofrida, ou simplesmente entristecido por causa de como o mundo está ou porque você se saiu mal no seu evento esportivo ou apresentação importante, pedir e receber ajuda permite que você se certifique de que o que está sentindo é genuíno *e*, se simplesmente não desistir, será capaz de seguir em frente, ainda que isso pareça impossível agora. Talvez nada una mais as pessoas do que as dificuldades partilhadas. Uma parte central da razão pela qual a nossa espécie evoluiu para viver em grupos é porque é quase impossível sobreviver de outra forma. Dor e sofrimento nunca são fáceis, mas se tornam um pouco menos difíceis de suportar quando partilhados.

Simplicidade voluntária

Para uma série de estudos publicados na prestigiosa revista *Nature*, a acadêmica interdisciplinar da Universidade da Virgínia Leidy Klotz e seus colegas apresentaram aos participantes um conjunto de problemas em uma ampla gama de assuntos, incluindo esquemas de projetos, ensaios, receitas, itinerários de viagem, arquitetura e até mesmo buracos de minigolfe com defeito. Em seguida, pediram aos participantes que fizessem alterações para melhorar cada um. O que descobriram é que a grande maioria das pessoas tende a ignorar a opção de subtrair partes. Em vez disso, os participantes presumem imediatamente[15] que a melhor alternativa é acrescentar, mesmo quando subtrair é claramente uma opção melhor. Quando perguntei a Klotz por que isso acontecia, ela me disse que "uma parte enorme de nossa cultura consiste em ter mais, fazer mais e ser mais, e, sendo assim, as pessoas meio que presumem que mais é sempre a solução, só que não é".

O trabalho de Klotz me faz lembrar do que o professor de meditação Jon Kabat-Zinn chama de "simplicidade voluntária", ou a escolha intencional de simplificar nossa vida eliminando a desordem, seja ela física, psicológica ou social. Não percebemos quanto do nosso estresse diário é consequência de termos coisas demais para fazer e acompanhar, muitas das quais não são importantes, muito menos essenciais. Sobretudo quando o mundo à nossa volta parece grande, confuso e opressor, talvez seja útil simplificar, escolher coisas pequenas e ser minimalista. Isso não significa que devemos nos desligar totalmente ou nos isolar e nos fechar. Em vez disso, devemos nos concentrar nas coisas que mais importam, no que nos dá a chance de nos sentirmos bem e persistir, e então ficar bem eliminando tudo (ou pelo menos tudo que conseguirmos) o que não importa. Duas das melhores maneiras de introduzir a simplicidade voluntária são por meio de rotinas e rituais.

Rotinas servem como alicerces de previsibilidade, criando uma sensação de ordem em meio à desordem. Também são úteis porque automatizam a ação, simplificando a vida, permitindo que você tenha atitudes e comece a fazer algo sem ter que gastar qualquer energia extra para se preparar ou pensar no que deve fazer. Conforme discutido no capítulo anterior, mesmo as menores vitórias — escrever uma frase, sair para uma corrida rápida, tricotar um único quadrado de uma colcha, colocar uma batelada de roupa suja para bater na máquina — liberam a substância neuroquímica chamada dopamina, que alimenta nosso impulso de continuar fazendo qualquer coisa que estejamos fazendo, e também na vida em si.

Pesquisas mostram que a mesma região do cérebro[16] que é ativada com a cocaína (o corpo estriado) também é ativada com conquistas. Isso provavelmente explica por que tantas pessoas anestesiam seu sofrimento dedicando-se intensamente ao trabalho, tornando-se às vezes pessoas viciadas em trabalho. Talvez isso não seja o ideal, mas quem pode dizer? Supondo que o trabalho seja significativo, existem muitas válvulas de escape que são piores. Outro exemplo é o esporte. Por exemplo, muitos ultramaratonistas estão em recuperação de algum vício. Talvez tenham trocado um vício pelo outro, mas correr longas distâncias tende a ser muito mais saudável do que utilizar substâncias ilícitas. Talvez a melhor maneira de pensar sobre essa compensação seja que se dedicar intensamente ao trabalho (ou a outras atividades) é uma boa estratégia para seguir em frente em meio aos desafios mais difíceis da vida, mas é melhor não ficar dependente disso como um analgésico de longa duração. Ou algo ainda mais simples, podemos nos perguntar se nossa dedicação total a uma atividade está nos ajudando ou nos prejudicando, se está expandindo nossa vida ou a contraindo. O que pode começar como o primeiro exemplo pode se transformar no último.

Intimamente relacionados às rotinas estão os rituais — atividades específicas que as pessoas realizam em intervalos com frequência determinada, tanto durante períodos de estabilidade quanto de mudança. "[Rituais] abrem um espaço para receber pensamentos que, de outra forma, eu consideraria bobos ou ridículos: uma admiração silenciosa pela passagem do tempo. A forma como todas as coisas mudam. A forma como todas as coisas permanecem iguais",[17] explica a escritora Katherine May. Entre os exemplos, temos os eventos religiosos semanais, os jantares mensais da vizinhança, acender velas todas as manhãs, passeios de bicicleta em grupo todos os domingos, e assim por diante. Assim como as rotinas, os rituais proporcionam estrutura e estabilidade quando tudo ao nosso redor não para de mudar. Também representam uma fonte confiável de simplicidade voluntária: o mundo pode ser caótico, mas sei que todo domingo de manhã vou à academia malhar em grupo e, nesses tempo e espaço, a vida parece mais simples e mais fácil de levar.

Em seu livro que descreve a alostase,[18] *What Is Health?*, Peter Sterling escreve sobre o que chama de *práticas sagradas*, "em que 'sagrado' significa 'reverência pelo inefável' — o que o discurso casual não pode expressar". Entre os exemplos, temos as cerimônias de canto, dança, exercícios, oração, audição de músicas, e assim por diante. "Os circuitos que produzem e processam essas atividades ocupam um território cortical [cerebral] substancial", ele escreve. "Os investimentos neurais para produzir e processar música, arte, drama e humor indicam sua importância central para o nosso sucesso." Em termos leigos, se as práticas sagradas não fossem inerentemente vantajosas para a nossa sobrevivência, a evolução teria programado estes preciosos circuitos cerebrais para outra coisa. No entanto, aqui estamos, bem equipados. Talvez seja porque, durante períodos de imensa desordem, quando corremos o risco de nos sentirmos totalmente desamparados, os rituais ajudem a nos manter com os pés no chão, proporcionando alguma sensação de estabilidade em tempos que, de outra forma, seriam incertos. Como tal, são essenciais para a nossa persistência.

Fadiga real *versus* fadiga falsa

Uma das clientes do meu programa de coaching, a quem chamarei de Melanie, é uma empreendedora de 39 anos. Ela vinha passando por uma série de mudanças e lutando contra a fadiga — nada muito grave, mas uma sensação geral de exaustão, ou, em suas palavras, "não me sentindo tão astuta e cheia de energia quanto eu gostaria". A primeira solução em que pensei foi simples: repouso. Mas ela já estava repousando havia mais de um mês, depois de reduzir sua carga horária no trabalho e em obrigações pessoais, mas ela ainda se sentia letárgica.

A situação de Melanie é comum. Ilustra a conclusão a que cheguei como a diferença entre dois tipos de fadiga: quando o seu sistema mente-corpo está verdadeiramente cansado, ou o que chamo de *fadiga real*; e quando seu sistema mente-corpo está manipulando você para que se sinta cansado porque você está travado em uma rotina, o que chamo de *fadiga falsa*. É importante saber distinguir essas duas sensações, pois a resposta que cada uma exige não poderia ser mais diferente. A fadiga real pede que a pessoa pare tudo o que está fazendo e repouse. A fadiga falsa pede que não se leve tão a sério a sensação de exaustão, em vez disso, é preciso procurar livrar-se dessa sensação, engatinhando no sentido da ação, e assumir um compromisso de comparecer e começar a fazer o que havia planejado.

É mais fácil diferenciar a fadiga real da fadiga falsa quando se está lidando predominantemente com seu corpo. Aqui, o feedback tende a ser mais objetivo — seus músculos ficam doloridos, seu batimento cardíaco acelera, ou a velocidade com que você caminha ou corre diminui. Entretanto, para uma fadiga mais generalizada e predominantemente psicológica, faltam métricas claras. Isso significa que você precisa tatear em busca da resposta certa. Às vezes isso significa ficar na cama ou no sofá; outras vezes, forçar-se a começar a fazer alguma coisa.

De modo geral, o custo de superar a fadiga real é maior do que o custo de tolerar a fadiga falsa. Esforçar-se demais por tempo demais e levar-se repetidamente ao limite resulta em burnout, que pesquisas mostram que pode durar meses — e, em casos graves, anos — para ser revertido. Talvez a aposta mais segura, então, seja tratar o início da exaustão como se fosse fadiga real. Tire um dia de folga, ou alguns. Durma um pouco mais. Desconecte-se dos dispositivos eletrônicos. Passe algum tempo em meio à natureza, se puder. Reexamine sua rotina e, se algo parecer descontrolado, faça ajustes. Se você fizer tudo isso e ainda se sentir indisposto, então provavelmente valerá a pena explorar o que acontece se você se obrigar a fazer alguma coisa.

Um exemplo comum de fadiga falsa é a exaustão que acompanha grandes mudanças na vida, como perda, luto, mudar de emprego, mudar de casa ou se aposentar. Seu cérebro está fazendo tudo o que pode para manipulá-lo a passar o dia inteiro na cama, quando talvez a melhor coisa que você possa fazer para se sentir melhor seja levantar da cama e se colocar em movimento, envolver-se no tipo de ativação comportamental que aprendemos no capítulo anterior. Isso não quer dizer que as sensações de letargia e entorpecimento não sejam reais — elas são, e podem ser bastante paralisantes. Mas essas sensações, até onde sabemos, não costumam ser unicamente orgânicas — não são causadas por privação de sono, pelo gasto de recursos fisiológicos ou por algo errado no corpo. Se fossem, tomar providências pioraria a situação. Porém, como mostram as pesquisas, a ativação comportamental tende a melhorar essas situações, sobretudo quando apoiada pela busca de ajuda e da coletividade.

A fadiga falsa é comum não apenas após grandes perturbações, como também em menor escala. Por exemplo, quando chegou a hora de eu mudar o foco da divulgação do meu livro anterior para escrever este, eu não parava de adiar. Embora não fosse de forma alguma uma mudança enorme ou árdua, era uma mudança de qualquer maneira. Todos os dias que eu marcava para começar a escrever, eu me sentia cansado! Então, descansava. E descansava mais um pouco. Depois de cerca de três semanas fazendo isso, decidi tomar um pouco do meu próprio remédio e me forçar a simplesmente começar a fazer alguma coisa, independentemente de estar a fim ou não (com certeza, eu não estava). Três dias depois, eu tinha entrado em um ritmo de escrita que durou mais de um mês. Mais repouso só teria aprofundado minha rotina. Eu precisava encontrar a saída por meio do trabalho.

Existe uma camada adicional de nuance aqui, e é uma nuance importante. Às vezes, sair da indisposição e exaustão crônicas exige combinar ambas as estratégias citadas. Você pode estar sentindo fadiga real e, portanto, precisar de repouso. Depois de uma semana de repouso, o seu sistema mente-corpo pode estar recuperado, mas agora apegou-se à inércia de não fazer nada. Nesse momento, a estratégia muda para a ativação comportamental. Nos esportes, é por isso que o período prolongado de repouso antes de um evento importante costuma terminar com alguns esforços curtos e intensos, que servem para despertar o corpo e colocá-lo em ação novamente. Suspeito que nossa mente funcione da mesma maneira. Depois de passarmos por uma mudança significativa, poderemos muito bem precisar de um período de inatividade mais prolongado. E esse período de inatividade prolongado funciona muito bem — até que chega o momento em que se torna exatamente a coisa que nos atrapalha.

E qual é a conclusão que tiramos disso? Nossa melhor aposta é provavelmente pensar na administração da fadiga como uma prática contínua. Se você prestar bastante atenção aos seus sentimentos, ao que você faz em resposta e ao que ganha com isso, com o passar do tempo conseguirá distinguir melhor a fadiga real da falsa. O primeiro e mais importante passo é perceber que nem todas as sensações de fadiga significam a mesma coisa. Quem está acostumado a sempre superar a exaustão talvez precise de um pouco mais de repouso.

Quem está acostumado a repousar sempre talvez se beneficie com um pouco mais de esforço, com uma mentalidade mais no estilo "o humor segue a ação". Há um tempo e um lugar para cada um.

Flores crescem na lama

Naquele que talvez seja o meu livro predileto de todos os tempos, *Zen e a arte da manutenção de motocicletas*, o narrador de meia-idade e seu filho pequeno, Chris, estão atravessando o país de motocicleta. Quando chegam às montanhas de Montana, eles escutam um deslizamento de pedras e Chris pergunta ao pai por que acontecem.

"É o desgaste natural das montanhas", o narrador explica.

"Eu não sabia que as montanhas se gastam", Chris rebate.

"Gastam, não. *Desgastam*",[19] corrige o narrador. "Ficam arredondadas e suaves... Montanhas parecem serenas e eternas, mas estão sofrendo transformações o tempo todo, às vezes até violentas."

Suspeito que o narrador, que nessa época estava vivendo sua própria crise de identidade, não estivesse falando apenas de montanhas, mas também de si mesmo e de todos nós. Ninguém escapa ileso da vida. As maiores e mais difíceis mudanças em nossa vida são semelhantes às intempéries que desgastam as montanhas. Desgastam nossas arestas, nos tornando mais suaves e delicados. A consequência é que ganhamos compaixão, tanto por nós mesmos quanto pelos outros.

A sabedoria convencional acerca de como superar desafios diz que, em um extremo, existe assumir responsabilidades e se recompor mediante os próprios esforços, e no outro, existe avançar com calma e demonstrar um amor sem limites por si próprio. Embora esses dois conceitos sejam muitas vezes colocados um contra o outro, a verdade é que são complementares: na maioria dos casos, é necessária pelo menos alguma medida de ambos. Mais uma vez, o pensamento sem dualidade, o herói desconhecido deste livro, faz mais uma aparição. A melhor abordagem é unir uma forte autodisciplina *e* uma forte autocompaixão. A prática frequente da autocompaixão deixa a pessoa destemida. Se você sabe que pode ser gentil consigo mesmo, então poderá ir a lugares difíceis sabendo que estará protegido por si mesmo. Agir durante períodos de desordem pode ser difícil, sem dúvida, mas com autocompaixão, você torna tudo um pouco mais fácil. Ser gentil consigo mesmo em meio às dificuldades e às adversidades proporciona a resiliência necessária para suportar, persistir e florescer.

A autocompaixão não é automática; como qualquer outra qualidade importante, deve ser desenvolvida. Perceba quando estiver sendo particularmente impiedoso consigo mesmo. Como isso faz você se sentir? Como seria mudar a conversa consigo mesmo? Não se trata de ignorar todos os passos em falso; trata-se de não desperdiçar energia cobrando demais de si mesmo. Quando você entrar em uma espiral de pensamentos ruins ou de autojulgamento, pergunte-se: "*O que eu diria para um amigo nesta situação?*". Temos a tendência de sermos muito mais gentis e sensatos quando aconselhamos nossos amigos do que quando o fazemos a nós mesmos. Você também pode invocar um mantra que o faça sair de dentro da sua cabeça e o coloque de volta no momento atual. Um que uso sempre, tanto comigo quanto com meus clientes de coaching, é simples: *Isto é o que está acontecendo neste momento; estou fazendo o melhor que posso.* Outro benefício desse mantra específico é que, se isso não for verdade — se eu não estiver fazendo o melhor que posso —, então eu percebo isso também, e gentilmente me dou a oportunidade de fazer melhor.

Quando nos vemos na floresta escura de Dante, sem nenhum caminho claro de saída, quando experimentamos a rendição e a humildade radical que dela nasce, quando pedimos e recebemos ajuda, quando enfrentamos dificuldades para agir e manter até mesmo a rotina mais simples — esperançosamente, a consequência é que nos tornamos pelo menos um pouco mais gentis com outras pessoas que também estão sofrendo. O que a gente dá, a gente recebe. As mesmas pessoas de quem dependemos para receber conforto e consolo em nossos períodos de desordem acabarão por depender de nós durante os períodos de desordem delas. De que adianta sofrer se não utilizamos isso para nos aproximar dos outros? Se não aproveitarmos nossa impermanência partilhada, e todo o sofrimento e as dificuldades que ocasionalmente a acompanham, para tecer a rede de segurança relacional que, ao longo do tempo, tem a tarefa de apoiar a todos nós? Nestes tempos acelerados de "otimização" e "eficiência", seríamos tolos se não reduzíssemos a velocidade e nos certificássemos de que também estamos fazendo o trabalho essencial de nutrir relações íntimas e comunitárias. Quando as coisas ficam difíceis, sem dúvida nada é mais importante.

Thich Nhat Hanh, ou Thay, como seus alunos o chamavam com reverência, ensinou a famosa frase "sem lama, sem lótus". O lótus é uma espécie de flor requintada. Suas cores são vivas e marcantes, suas pétalas, abertas e convidativas. O que torna as flores do lótus tão fascinantes é que elas crescem na lama. Thay ensinou que o sofrimento é como a lama. Mas podemos transformar o sofrimento[20] em uma bela e radiante flor de lótus: a compaixão. É uma transformação que não costuma acontecer quando a pessoa está no meio de uma experiência difícil. Mas se você puder continuar agindo, de novo e de novo e de novo, acabará chegando ao outro lado. Assim que você consegue, é grande a chance de ter adquirido uma boa parcela de compaixão durante a jornada. A cada ciclo significativo de ordem, desordem e reordenação que enfrentamos, nós nos tornamos um pouco mais gentis e suaves conosco e um pouco mais gentis e suaves com os outros. Se alguma coisa boa nasce do sofrimento, é isso.

Tempos difíceis são sempre difíceis — mas com a prática, ficam mais fáceis

Em um estudo plurianual com mais de 2 mil adultos[21] com idades entre 18 e 101 anos publicado no periódico *Journal of Personality and Social Psychology*, o psicólogo Mark Seery da Universidade de Buffalo e seus colegas descobriram que pessoas que haviam experimentado níveis médios de adversidade eram altamente funcionais e mais satisfeitas com sua vida do que aquelas que passaram por níveis extremamente elevados de dificuldades e do que aquelas que não passaram por praticamente nenhuma adversidade. Igualmente importante, as pessoas que experimentaram adversidades médias também lidaram melhor com desafios futuros, levando os autores do estudo a concluir, em uma remesclagem de Nietzsche baseada em evidências, que, "com moderação, qualquer coisa que não nos mata pode, de fato, nos deixar mais fortes". É um estudo importante, porque mostra que melhoramos em navegar pela desordem com o passar do tempo. E, ainda assim, também mostra que variedades extremas de desordem — como estupros, agressões, assassinatos e guerras, por exemplo — nunca são desejáveis.

Tenho a forte convicção de que não devemos glorificar nem romantizar qualquer tipo de sofrimento. Sofrimento é péssimo, e ponto-final. Mas também faz parte da experiência humana, uma consequência inegociável de viver, gostar e amar em um mundo impermanente. Perda, luto e tristeza são o preço que pagamos por amar, gostar, por significado e alegria. Ser resistente e flexível é reservar espaço para ambos os conceitos e suportá-los. Como diz a poeta Mary Oliver:

Trememos de alegria, trememos de tristeza.
Como se divertem, essas duas,
alojadas como ficam no mesmo corpo.[22]

Para cada período de desordem que vivenciamos, melhoramos um pouco para navegar pelos futuros. Na próxima vez que uma mudança importante nos abalar profundamente, talvez até ainda possamos nos sentir péssimos no início, mas parte de nós, talvez apenas 1% a mais a cada vez, sabe que um benefício da impermanência é que ela não discrimina: os momentos ruins também passam e, muito provavelmente, vamos obter pelo menos algum propósito e crescimento a partir da experiência que vivemos, mesmo que demore. "Há um alargamento do espírito adquirido pelo sofrimento e pela humildade, mas não deixa de ser um alargamento. Talvez gostemos menos disso a princípio, mas sairemos maiores no final das contas",[23] escreve James Hollis. Temos que tentar acreditar nas palavras de Hollis ao máximo e nos apegar a elas quando as coisas dão errado. Se conseguirmos atravessar nossas provações e tribulações mais desafiadoras, nos aguardam do outro lado coisas como força, propósito, crescimento, bondade e compaixão.

CRIANDO PROPÓSITO E AVANÇANDO

- Crescimento e propósito se desenvolvem no seu próprio tempo; precisamos dar tempo ao nosso sistema imunopsicológico para que ele processe as mudanças e perturbações significativas em nossa vida.
- Nossa percepção do tempo fica mais lenta durante as dificuldades; só o fato de saber disso nos ajuda a ser pacientes e a persistir; o que parece horrível hoje quase certamente não parecerá tão ruim em amanhãs distantes.
- Embora não possamos forçar propósito e crescimento, algumas táticas concretas podem nos ajudar a introduzi-los:
    - ➔ Pratique a humildade e a rendição, o que não quer dizer não fazer nada, mas libertar-se da necessidade de consertar ou controlar situações impossíveis de consertar ou incontroláveis.
    - ➔ Peça e receba ajuda: cuidado para não ser puxado para dentro do vórtice de extrema otimização e produtividade em detrimento do cultivo de amizades e da construção da coletividade.
    - ➔ Pratique a simplicidade voluntária, desenvolva uma rotina e crie rituais.
    - ➔ Separe a fadiga real da fadiga falsa — lembre-se de que a primeira pede descanso, e a segunda, que você se impulsione para fazer alguma coisa.
    - ➔ Faça o que puder para transformar seu sofrimento em compaixão por você mesmo e pelos outros.
- A cada ciclo importante de ordem, desordem e reordenação que atravessamos, o próximo fica um pouquinho mais fácil.

Conclusão:

Cinco perguntas e dez práticas para aceitar a mudança e desenvolver a flexibilidade resistente

Nossos maiores desafios pessoais e coletivos giram em torno da mudança. Para as pessoas, as mudanças são envelhecimento, doença, ganho e perda. Para as empresas, são as mudanças no local onde as pessoas trabalham, na forma com que trabalham e, em primeiro lugar, na razão pela qual querem trabalhar. Do ponto de vista social, são as mudanças climáticas, alterações demográficas e mudanças geopolíticas. Peter Sterling, o professor da Universidade da Pensilvânia que criou o conceito da alostase, define *saúde* como a "capacidade para a variação adaptativa". A doença, escreve, "é o encolhimento dessa capacidade". Grande parte da razão de nossa cultura ser tão insalubre e tão doente — física, emocional, intelectual, social e espiritualmente — é porque nos faltam as habilidades necessárias para navegar pela mudança. Minha esperança é que este livro sirva como uma correção muito necessária e esclareça essas habilidades.

Os riscos são altos demais para continuarmos do mesmo jeito. É inútil resistir à mudança mecanicamente, mas também é inútil aceitá-la de forma impensada, como autômatos cedendo ao capricho de forças maiores do que nós. Se adotarmos qualquer uma dessas duas abordagens predominantes, continuaremos a exacerbar uma crise de obesidade (mudança na oferta de alimentos), uma crise de atenção (mudança na tecnologia), uma crise de solidão (mudança nas normas sociais), uma crise de democracia (mudança na política), uma crise ambiental (mudança no clima) e uma crise de saúde mental, resultando em grande parte de uma combinação de todos os itens anteriores. Se quisermos recuperar nossa saúde e ainda ter alguma oportunidade de florescer, então precisamos transformar nossa relação com a mudança, tornando-nos participantes mais ativos, compreendendo que podemos moldar a mudança tanto quanto a mudança pode nos moldar.

Em meados de 2022,[1] enquanto eu terminava meu primeiro rascunho deste livro, Rebecca Solnit escreveu "Por que paramos de acreditar que as pessoas podem mudar", um belo ensaio defendendo que, agora, mais do que nunca, precisamos dialogar com a mudança. "[Nossa] crença na constância e não na fluidez da natureza humana é onipresente", e com grande prejuízo, ela escreve. Nós nos prendemos a quem somos atualmente ou a quem fomos no passado, e fazemos o mesmo com os outros e com o mundo como um todo. A consequência é que o crescimento, o progresso e a esperança básica de que dependem o crescimento e o progresso são sufocados. Solnit prossegue destacando a nossa perigosa e excessiva dependência no pensamento de que é isso *ou* aquilo. "Talvez parte do problema seja [nossa] paixão pelo pensamento categórico, ou melhor, pelas categorias como alternativa ao pensamento." Embora ela não cite isso explicitamente, o melhor antídoto é o tipo de pensamento sem dualidade que discutimos detalhadamente neste livro. Solnit termina seu ensaio apelando por "um reconhecimento de que as pessoas mudam, e que a maioria de nós já o fez e o fará, e que grande parte disso se deve ao fato de, nesta era transformadora, sermos todos transportados através de um rio de mudanças".

Concordo plenamente. É por isso que — no meio da pandemia de Covid-19, do retrocesso das democracias ocidentais, da transformação do local de trabalho e da guerra no continente europeu; no meio de ver meu filho crescer tão rapidamente, ter uma nova bebê, mudar para o outro lado do país, surfar a grande onda do sucesso profissional como escritor e a dolorosa tristeza de me afastar de alguns dos meus familiares mais próximos; no meio de escutar de amigos, clientes, colegas e vizinhos sobre todas as mudanças esmagadoras em sua vida — eu escrevi este livro. Acredito que a flexibilidade resistente e as qualidades que lhe são subjacentes podem nos ajudar a navegar habilmente por nossas próprias trajetórias de mudança, ou seja, por nossa vida, e a nos tornarmos também melhores integrantes da coletividade.

Cinco perguntas para abraçar a mudança

Para solidificar e concretizar o que aprendemos, talvez seja útil fazer para si mesmo as cinco perguntas a seguir. A linguagem é uma ferramenta poderosa. Quando você coloca em palavras um pensamento, sentimento ou conceito sem nome, você o ilumina e o torna tangível — e, assim, pode enfrentá-lo de maneiras novas e significativas. Mesmo que não tenha respostas imediatas, simplesmente fazer essas perguntas ajuda a inserir a flexibilidade resistente na estrutura de sua vida.

1. Em que área da sua vida você está buscando a constância quando talvez seja benéfico se abrir para a possibilidade — ou em alguns casos, a inevitabilidade — da mudança?

O mestre zen Shunryu Suzuki, que ajudou a popularizar a filosofia oriental nos Estados Unidos no início da década de 1960, era conhecido por dizer que apenas duas palavras podiam resumir todos os seus ensinamentos: "Tudo muda". Na física, é a segunda lei da termodinâmica: à medida que o tempo passa, a entropia líquida, o nível de mudança e desordem em sistemas vivos, aumenta sempre. Nossa resistência a esse fato básico e facilmente observável provoca um sofrimento desnecessário. Não há como negar que a mudança por si só pode ser dolorosa. Mas pioramos a situação quando nos apegamos e desejamos desesperadamente que determinadas coisas permaneçam iguais quando isso é impossível. Voltemos à nossa aula de matemática do capítulo 2: sofrimento é igual a dor vezes *resistência*.

Suzuki também ensinou que, se você pesquisar profundamente qualquer fenômeno, chegará uma hora em que verá sua verdade. Preste muita atenção às áreas de sua vida nas quais sente tensão, e é provável que venha a descobrir pelo menos alguma resistência à mudança. Discutimos longamente as coisas que mais causam prejuízo, incluindo envelhecimento, relacionamentos, grandes projetos no trabalho, medidas externas de sucesso, planos para o futuro e episódios do passado. Quando identificamos áreas específicas de resistência, é bom explorar como seria a sensação de afrouxar o controle, ainda que só um pouco.

Nosso progresso depende de nutrir as partes de nós mesmos que aceitam a mudança, trabalham com ela e a integram, para que sejam mais poderosas do que as partes de nós mesmos que, teimosa e às vezes até perigosamente, resistem a ela. Esforçar-se pela constância é um peso enorme. Experimente livrar-se dele.

2. Em que áreas da sua vida você está se apegando a expectativas irreais?

Como aprendemos, nossa felicidade é uma função da realidade menos as expectativas. Há um bom argumento de que a melhor definição de *realidade* é "mudança". Segue-se que, se nutrirmos a expectativa de que as coisas nunca vão mudar... ora... passaremos grande parte de nossa vida infelizes devido a expectativas extremamente erradas.

Em que momentos da sua vida você está usando óculos com lentes cor-de-rosa? Como poderia ter uma visão mais precisa? Como seria para você aceitar o mundo em seus termos sem perder a esperança de que ele pode melhorar?

Existe a história de um sábio ancião da floresta tailandesa[2] chamado Achaan Chaa, que ergueu sua taça favorita diante de seus alunos e disse: "Estão vendo esta taça? Para mim, esta taça já está quebrada. Eu a aproveito; bebo nela. Ela retém minha água de maneira admirável, às vezes até refletindo o sol em lindos desenhos. Se eu der batidinhas nela, ela faz um som maravilhoso. Mas quando coloco esta taça na prateleira e o vento a derruba, ou meu cotovelo a derruba da mesa e ela cai no chão e se estilhaça, eu digo: 'É claro'. Quando percebo que o vidro já está quebrado, todos os momentos com ele são preciosos". O exemplo de Chaa é uma aspiração sublime, sem dúvida, mas que vale a pena lembrar sempre.

3. Existem elementos da sua identidade aos quais você se apega com muita intensidade?

Todos representamos muitos papéis. Alguns exemplos são pai ou mãe, companheiro ou companheira, filho, irmão, escritor, funcionário, executivo, médico, amigo, vizinho, atleta, padeiro, artista, criador, advogado e empreendedor. Faça um inventário de suas próprias identidades. Em alguma delas você confia demais em termos de propósito e valor próprio? Como seria diversificar seu senso de identidade? Mesmo que você deseje apostar todas as suas fichas em um determinado empreendimento, como pode garantir que não deixará os outros totalmente para trás? Não há o menor problema em colocar todos os seus ovos em uma única cesta, contanto que tenha outras cestas disponíveis para quando aquela em que você está atual apostando mudar.

Melhor ainda é se desafiar a integrar os vários elementos da sua identidade em um todo coeso. Isso permite que você enfatize e diminua a ênfase em partes determinadas de sua identidade nos diferentes períodos do tempo. Na minha própria vida, há momentos em que me apoio fortemente em cada uma das minhas identidades principais: pai, marido, escritor, coach, amigo, atleta e vizinho. Aprendi pela dificuldade que, quando minimizo demais qualquer uma dessas identidades, as coisas tendem a não correr muito bem. Mas quando me concentro em manter todas essas identidades fortes, isso garante que, quando as coisas vacilam em determinada área da minha vida, posso contar com as outras para me energizar e me animar, o que geralmente me ajuda a permanecer com os pés no chão e a navegar por qualquer que seja o desafio que eu esteja enfrentando.

4. Como você pode utilizar seus valores essenciais — os limites resistentes e flexíveis de sua identidade — para navegar pelos desafios em sua vida?

Seus valores essenciais representam suas crenças fundamentais e seus princípios orientadores. São os atributos e as qualidades que mais importam para você. É útil desenvolver de três a cinco deles (há uma relação extensa de exemplos desses valores no apêndice da página 245). Defina cada um em termos concretos e depois considere algumas formas de praticá-los. Se estiver com dificuldades para definir seus valores essenciais, pense em alguém que admira e respeita. O que essa pessoa tem que você admira? Também dá para imaginar uma versão mais velha e mais sábia de você mesmo olhando para trás, para o você de atualmente. Quais características deixariam orgulhosa essa sua versão mais velha e mais sábia?

Diante da mudança, da perturbação ou da incerteza, pergunte-se como seria avançar no sentido de seus valores essenciais. Como pode protegê-los minimamente? A maneira com que você coloca em prática esses seus valores quase certamente mudará — ser capaz de manifestá-los de novas maneiras e em novas situações é a chave da flexibilidade. E embora não seja necessário, também é normal que seus valores essenciais mudem ao longo do tempo. Navegar pelo mundo utilizando seus valores essenciais atuais é o que orienta você no sentido de seus novos valores. Seus valores essenciais representam uma força motriz em sua evolução pessoal; são a cadeia que liga você de onde está (e quem você é) para onde estará (e quem será).

Resistência sem flexibilidade é rigidez, e flexibilidade sem resistência é instabilidade. Considere onde você se enquadra nesse espectro e como poderia ser um meio-termo saudável. Se você for flexível demais, desafie-se a manter e praticar seus valores com mais firmeza. Se for resistente demais, desafie-se a ampliar as formas como os aplica.

5. Em que circunstâncias você tende a reagir quando se beneficiaria apenas respondendo, e quais condições predispõem você a fazê-lo?

Reagir é uma atitude precipitada, automática e imprudente. Coloca você no modo piloto automático. Responder é uma atitude calculada e intencional. Muitas pessoas, inclusive eu, tendem a se enquadrar em padrões de reação um tanto previsíveis em situações específicas. Talvez seja quando você está interagindo com um determinado colega ou parente. Ou, talvez, quando surge um determinado tema de discussão. Ou sempre que você receber más notícias. Uma vez que você identifique essas situações, poderá compreendê-las com maior clareza, desafiando-se a mudar de atitude, desacelerando e respondendo.

Também vale a pena considerar quais condições predispõem você à reatividade de forma mais geral. Seu pavio fica mais curto depois de passar um tempo demasiado nas redes sociais? Quando você assiste a certos tipos de programação de TV? Quando tem coisas demais para resolver e sente que não há tempo ou espaço livre no seu dia? Uma vez que você identifique esses gatilhos, poderá trabalhar para eliminá-los, ou, no mínimo, minimizá-los em sua vida.

Dez ferramentas para desenvolver a flexibilidade resistente

Enquanto estivermos vivos, passaremos por ciclos contínuos de ordem, desordem e reordenação. Navegar com habilidade por esses ciclos exige uma flexibilidade resistente. Ser resistente é ser resistente, determinado e durável. Ser flexível é responder a circunstâncias ou condições alteradas, adaptar-se e dobrar-se facilmente sem quebrar. Junte esses atributos e a consequência é uma resistência corajosa, uma antifragilidade que não só suporta a mudança, mas também prospera em meio a ela. Abaixo, relacionamos dez das maneiras mais importantes de praticar a flexibilidade resistente em sua vida cotidiana.

1. Adote o pensamento sem dualidade

Embora algumas coisas na vida sejam verdadeiramente um *ou* outro, muitas são ambos/e. Os filósofos chamam esse tipo de pensamento de *sem dualidade*. Ele reconhece que o mundo é complexo, que grande parte dele é diferenciado e que a verdade é frequentemente encontrada em paradoxos e contradições: não isto *ou* aquilo, e sim isto *e* aquilo. O pensamento sem dualidade é um conceito importante, embora incrivelmente incompreendido e subutilizado em muitas facetas da vida, inclusive quando se trata de mudança.

Uma forma de diferenciar conhecimento de sabedoria é que conhecimento é saber de uma coisa, e sabedoria é saber quando e como utilizar essa coisa. Inerente ao pensamento sem dualidade está o desenvolvimento de sabedoria, perceber que muitos conceitos e ferramentas funcionam muito bem até o momento em que atrapalham. Por exemplo, o objetivo da flexibilidade resistente não é ser estável e, portanto, nunca mudar.

Tampouco é sacrificar todo senso de estabilidade, rendendo-se passivamente aos caprichos da vida. Em vez disso, o objetivo é unir essas qualidades, entendendo quando e como permanecer firme e quando e como se adaptar. Como o psicólogo Danny Kahneman, ganhador do Prêmio Nobel,[3] costumava dizer aos seus alunos: "Quando alguém diz alguma coisa, não se pergunte se é verdade. Pergunte-se sobre o que aquilo pode ser verdade. Outra pergunta útil para se fazer: *esta visão ou abordagem está sendo útil neste momento?* Se a resposta for sim, continue utilizando-a. Se for não, então mude, percebendo ao mesmo tempo que a forma como você responde provavelmente evoluirá com o passar do tempo, e não tem problema".

2. Adote uma orientação quanto a ser

Uma orientação quanto a ter significa que você se define pelo que tem; assim, você é uma pessoa inerentemente frágil, já que esses objetos, identidades e objetivos podem ser retirados de você. Qualquer coisa que você deseje desesperadamente possuir inevitavelmente acaba possuindo você. Uma orientação quanto a ser, por outro lado, significa que você se identifica com as partes mais profundas e duradouras de si mesmo: seus valores essenciais e sua capacidade de responder às circunstâncias, sejam elas quais forem. Uma orientação quanto a ser é dinâmica e, portanto, vantajosa para trabalhar com a mudança. Se você perceber que está se apegando exageradamente a qualquer pessoa, lugar, conceito ou coisa, amplie a história que você conta a si mesmo sobre si mesmo. Em vez de pensar: sou a pessoa que tem X, Y e Z, experimente pensar: sou a pessoa que faz X, Y e Z.

3. Atualize frequentemente suas expectativas para que coincidam com a realidade

O cérebro humano funciona como uma máquina de previsões que tenta constantemente prever a realidade. Você se sente (e faz as coisas) melhor quando a sua realidade está alinhada às suas expectativas, ou talvez ligeiramente melhor do que suas expectativas. Experimente traçar expectativas apropriadas, e, quando estiver inseguro, opte por ser cauteloso e conservador. Quando ocorrer uma mudança imprevista, faça o possível para vê-la da forma que realmente é e atualize suas expectativas de forma adequada. Quanto mais você se apegar às expectativas antigas, pior se sentirá e mais tempo e energia desperdiçará quando, em vez disso, poderia estar trabalhando no que está acontecendo diante de você. *"Era isso o que eu esperava ou pensei que aconteceria. É isso o que realmente está acontecendo. Como eu vivo não só dentro da minha própria cabeça, mas também na realidade, preciso me concentrar na última."*

4. Pratique o otimismo trágico, comprometa-se com a esperança sensata e tome providências sensatas

Em uma entrevista para o *The Atlantic*[4] logo após o lançamento de seu álbum *Letter to You*, Bruce Springsteen, de 71 anos, sugeriu que o cerne da sabedoria é aprender "a aceitar o mundo em seus termos sem desistir da crença de que se pode mudar o mundo. Isso representa uma vida adulta bem-sucedida — o amadurecimento do seu processo de pensamento e da sua alma até o ponto em que você entende os limites da vida sem desistir de suas possibilidades".

Delicadamente, esforce-se para seguir o pungente conselho de Springsteen; reconhecer, aceitar e esperar que as coisas serão difíceis, que às vezes a impermanência provoca sofrimento. Então, faça o que puder para seguir em frente com uma atitude positiva independentemente de qualquer coisa. Chamado de *otimismo trágico*, esse é um canal fundamental para desenvolver compaixão e conexão. Até onde os cientistas sabem, a espécie humana é a única capaz de ter uma perspectiva de futuro e compreender que todas as coisas, incluindo aquelas que amamos, mudarão. A impermanência é uma vulnerabilidade compartilhada, portanto, pode nos unir. Essa comunhão não só nos ajuda a prosseguir, como também é uma das melhores partes de se estar vivo. Como costumava dizer o psicólogo de Harvard que se tornou professor espiritual,[5] Ram Dass: "Estamos todos apenas acompanhando uns aos outros na volta para casa".

Se o otimismo trágico é uma mentalidade, então a esperança e ação sensatas são suas consequências concretas. Comprometer-se com a esperança sensata e tomar providências sensatas significa não chafurdar no desespero, mas também não ser uma Poliana. Em vez disso, trata-se de fazer algo produtivo. A esperança e ação sensatas exigem que se aceite e se veja claramente uma situação como ela é, e depois, com a atitude esperançosa necessária, dizer: "*Bem, isto é o que está acontecendo neste momento, por isso vou me concentrar naquilo que posso controlar e fazer o melhor que posso. Já enfrentei outros desafios e outras épocas de dúvida e desespero, e superei-os com sucesso*". Lembre-se de que a esperança é mais importante nas situações em que é mais difícil se agarrar a ela.

5. **Diferencie e integre ativamente o seu senso de identidade**

A complexidade é crucial para se persistir quando se atravessa períodos de mudança e desordem. Ela exige diferenciação e integração. Diferenciação é o nível em que você é composto por partes que são distintas em estrutura ou função umas das outras. Integração refere-se ao nível em que essas partes distintas comunicam e aprimoram os objetivos umas das outras para criar um todo coeso. Pense nos elementos distintos de sua própria vida e em como eles funcionam juntos. Se você não for diferenciado o suficiente, como poderá se tornar mais do que já é? Quais objetivos você poderia traçar, manter ou dedicar mais tempo a eles? O mesmo vale para a integração. Como você poderia moldar as partes distintas de sua identidade em uma narrativa coesa?

6. **Veja o mundo com lentes independentes e interdependentes**

As pessoas tendem a adotar uma entre duas identidades com relação aos vários papéis e ambientes que habitam. Uma identidade independente se vê como individual, diferenciada, que influencia outras e seus ambientes, e livre de restrições. Uma identidade interdependente se vê como relacional, semelhante a outras, que se adapta a situações, e enraizada em tradições e obrigações. Uma vez que você se conscientiza dessas lentes, poderá escolher quando usar cada uma. Considere como e quando você pode alternar entre a lente independente e a interdependente em sua própria vida. A primeira é vantajosa quando se quer fazer algo acontecer e se ter um alto nível de controle. A última é vantajosa quando se está em um ambiente mais caótico. Quando se inicia um projeto grande, você pode avaliar qual lente o beneficiará mais. Se você se vir chocando-se contra um muro de tijolos, descubra qual lente está usando e verifique se avaliar a situação com a outra pode ajudar. Lembre-se de pensar sem dualidade. Mesmo em um projeto único, provavelmente haverá momentos em que você se beneficiará de usar cada lente em seu momento específico.

7. Responda à mudança com os quatro Ps

Responder habilmente à mudança exige que se crie um espaço entre uma ocorrência e o que você faz ou deixa de fazer a respeito. Nessa *pausa*, você dá espaço para as emoções imediatas respirarem e, assim, passa a compreender melhor o que está acontecendo — ou seja, você *processa*. Em consequência, pode refletir e delinear estratégias utilizando as partes mais evoluídas e exclusivamente humanas de seu cérebro para traçar um *plano*, e só então *prosseguir* de acordo. Para ajudá-lo a fazer essa pausa, dê nome às suas emoções. Para ajudá-lo a processar e planejar, experimente uma das técnicas de autodistanciamento: dar conselhos a um amigo, praticar mindfulness ou sentir admiração. As maiores barreiras para *prosseguir* são duvidar de si mesmo e a paralisia por tanto analisar. A melhor maneira de superá-las é tratar suas primeiras reações como experimentos. Seja menos exigente em relação à necessidade de realizar a ação absolutamente certa ou perfeita para experimentar algo novo e aprender com isso. Se a retrospectiva provar que suas ações foram úteis, continue seguindo a mesma trajetória. Se a retrospectiva provar que foram inadequadas, ajuste a trajetória, talvez repetindo os primeiros três Ps — fazer uma pausa, processar e planejar — antes de prosseguir.

8. Apoie-se em rotinas (e rituais) para proporcionar estabilidade durante períodos de desordem

Rotinas oferecem uma sensação de previsibilidade e estabilidade quando tudo ao seu redor está mudando. Também ajudam a acelerar por intermédio da automatização de decisões, para que você não precise confiar tanto na força de vontade e na motivação, que tendem a rarear durante dificuldades significativas. Mas o problema é o seguinte: embora rotinas possam fazer mágica, não existe uma rotina que seja mágica. O que funciona para uma pessoa pode não funcionar para outras. A melhor maneira de desenvolver uma rotina ideal é por intermédio da autoconsciência astuta e da experimentação. Preste atenção ao que você faz e ao que recebe como recompensa. É benéfico desenvolver rotinas e seu primo próximo, os rituais, durante períodos de estabilidade relativa. Dessa maneira, eles estarão sendo bastante usados e serão mais fáceis de invocar quando o caos bater.

Existem, é claro, determinados comportamentos que são quase universalmente eficazes, por exemplo, se exercitar, dormir e interagir socialmente. Mas, mesmo assim, não existe um momento, um local ou uma maneira ideal para se envolver nesses comportamentos. Você tem que descobrir o que funciona para você. Também existe o perigo de você se apegar demasiadamente à sua rotina. Se por algum motivo você não consegue cumpri-la — está viajando, sua lanchonete especial fecha as portas, qualquer que seja o elixir que você encomenda da propaganda do seu podcast predileto deixa de ser fabricado — você não saberá o que fazer. É como um *koan* zen: a primeira regra das rotinas é desenvolver uma e seguir em frente com ela; a segunda regra é ficar bem na hora de se desapegar dela.

9. Utilize a ativação comportamental

Às vezes, quando estamos travados e nos sentindo exaustos — emocional, física, social ou espiritualmente — a melhor coisa a fazer é repousar. Porém, em determinado ponto, o repouso cria inércia. Nossa mente e nosso corpo não têm como ficar mais recuperados do que já estão. Ainda assim, nos sentimos esquisitos. Nesse ponto, provavelmente podemos nos beneficiar com a implantação de um conceito psicológico chamado de *ativação comportamental*. Desenvolvido na década de 1970 pelo psicólogo clínico Peter Lewinsohn como uma forma de ajudar as pessoas a superar a depressão, a apatia e outros estados mentais negativos arraigados, a ativação comportamental se baseia na ideia de que a ação pode criar motivação, sobretudo quando estamos travados ou vivendo uma rotina.

Para ser claro, não se trata de tentar ter pensamentos positivos, um mantra que se tornou um pilar do movimento de autoestima no século passado, com livros mega-best-sellers como *O poder do pensamento positivo*, de 1952, que defende — hoje em dia já sabemos, falsamente — que se tivermos apenas pensamentos positivos e suprimirmos os negativos, ganharemos saúde, riqueza e felicidade. Na verdade, pesquisas revelaram que essas estratégias muitas vezes saem pela culatra: quanto mais uma pessoa tenta mentalmente mudar o que sente, mais travada em seu humor atual ela provavelmente acabará. É simplesmente impossível chegar a um novo estado de ser por meio do pensamento ou da disposição.

O desafio da ativação comportamental é reunir energia suficiente para começar a agir nas coisas que são importantes para você. Quando você se sentir deprimido, desmotivado ou apático, permita-se experimentar esses sentimentos, mas não insista neles nem os considere seu destino. Em vez disso, mude o foco para começar a fazer o que planejou para o futuro, levando com você nesse passeio os seus sentimentos, sejam eles quais forem. Fazer isso lhe dará uma melhor chance de melhorar seu humor. Pode ser útil pensar nesse impulso inicial como energia de ativação. Às vezes precisamos de mais, outras vezes, de menos. Quando estamos vivendo uma rotina, até mesmo as pequenas coisas exigem mais, e tudo bem. Talvez seja necessário um esforço adicional para superar a estase e o atrito iniciais. Mas as leis da física também se aplicam à nossa mente: quanto mais começamos a fazer as coisas que desejamos, mais fácil isso se torna.

10. Não force propósito e crescimento; deixe-os chegar a seu próprio tempo

Pesquisas mostram que a maioria das pessoas cresce e encontra significado até mesmo nas dificuldades mais angustiantes. Mas quanto maior a dificuldade, mais demorado é o processo, e ele não pode ser forçado. Tentar impor prematuramente significado e crescimento a si mesmo (ou a uma experiência) quase sempre dá errado. Você acaba facilmente pegando um aspecto negativo — por exemplo, a perda de um emprego, a perda de um ente querido ou uma lesão traumática — e transformando-o em uma dupla negativa: o horror do que você está passando *e* o fato de você não conseguir sequer fazer o que os livros de autoajuda ensinam.

Durante os desafios mais importantes da vida, as coisas que você não consegue sequer imaginar até se encontrar no meio delas dão ao seu sistema imunopsicológico o tempo e o espaço necessários para convocar uma resposta apropriada. Não há necessidade de colocar uma pressão extra sobre os próprios ombros. Apenas estar presente e sobreviver já basta.

Você não será o mesmo nem tudo ficará necessariamente bem, mas é grande a probabilidade de encontrar pelo menos algum significado e crescimento, mesmo que pareça impossível quando você está no meio das próprias dificuldades. Seja gentil e paciente — sei por experiência própria que pode ser difícil — consigo mesmo e faça o que puder para contar com o apoio de outras pessoas. Estamos todos juntos nisso.

Agradecimentos

Este livro, assim como qualquer um dos meus outros, não acontece sem Caitlin. Ponto. Ela é a melhor companheira para mim. Sou grato por tê-la todos os dias. Meu filho, Theo, tornou este processo tão mais divertido do que meus livros anteriores. É difícil levar-se demasiado a sério quando uma criança de cinco anos faz 100 mil (verdade!) perguntas sobre o processo de publicação, e aí você tenta dar respostas apropriadas à idade dele, ou corre o risco de levar uma chamada. ("Papai! Você disse po*ra de novo!") Minha filha Lila chegou no meio da história. Se um número suficiente de leitores chegar até aqui, você provavelmente poderá me ajudar em meu próximo livro, meu amor! Inclusive, se estou fazendo isto com integridade, o que estou, é graças ao meu companheiro de quarto, Sunny (felino); aquele que ama uns apertos, Bryant (também felino); e minha melhor amiga, Ananda (canina). Todos vocês me obrigam a sair de dentro da minha própria cabeça diversas vezes todos os dias em que escrevo, o que é (na maioria das vezes) uma coisa boa.

Meu time titular, o time dos sonhos! Steve Magness por ser meu *outro* companheiro (e Hillary, por não ficar muito chateada com o tempo que passo ao telefone com Steve). Laurie Abkemeier, minha agente, coach editorial e editora de primeira linha, por ser a melhor guia nesta trajetória editorial que está sempre mudando. Chris Douglas, por ajudar a levar para o próximo nível o que Steve e eu fazemos e por colocar em prática *A equação do crescimento* com a intencionalidade e a consideração que ela merece.

Este livro recebeu apoio e contribuições muito maravilhosos... Obrigado, Courtney Kelly, por me ajudar a pesquisar muitas das maravilhosas histórias baseadas em personagens que vocês acabaram de ler. Mara Gay, por ter lido várias versões preliminares e pelas rodadas de feedback (e também por ser uma amiga de longa data tão incrível!). Tony Ubertaccio, por me ajudar a digitar a introdução deste livro, e por muitas longas e maravilhosas caminhadas pela floresta. Meu grupo idealizador de autores (e alguns de meus melhores amigos): Dave Epstein, Cal Newport, Adam Alter e Steve Magness. Meus mentores Mike Joyner e Bob Kocher. Meu melhor amigo, Justin. Minha amiga de "espiritual" Brooke. Todos os meus maravilhosos vizinhos — escrever fica muito mais fácil quando você vive em uma grande comunidade! E Zach, obrigado por manter meu corpo saudável durante o tempo em que eu não estava grudado na cadeira em que escrevo; é verdadeiramente incrível com o quanto de peso consigo fazer o levantamento terra de um lugar de amor e não de medo, e devo isso a você.

Também sinto enorme gratidão por minha editora, Anna Paustenbach, e por toda a equipe da HarperOne. Sou especialmente grato por ter encontrado alguém que percebeu imediatamente a utilidade deste livro e de sua mensagem central, sem necessidade de explicações. Trabalhar com Anna tem sido como trabalhar com uma irmã, só que uma com quem você nunca briga e com quem aprende muito! Uma lição em particular que aprendi com Anna e que levarei em meu kit de ferramentas de escrita daqui por diante: a importância de me colocar sempre no lugar dos leitores, certificando-me de que não estou apenas atendendo às minhas próprias necessidades em um livro, mas também às deles. Isso parece simples... mas simples não significa fácil. Qualquer sucesso nesse esforço deve-se em grande parte a ela. Todas as falhas são minhas. Gideon Weil assumiu o bastão durante um período em que Anna e eu recebemos recém-chegados às nossas respectivas famílias, e a transição foi perfeita. Aly Mostel, TKTK e TKTK pela propaganda e marketing maravilhosos (infelizmente, livros não se vendem sozinhos; felizmente tive um time tão incrível para me ajudar). Os heróis anônimos por trás de todos os livros também tornaram o meu muito melhor: a revisora Tanya Fox, a editora de produção Mary Grangeia e o designer de capa Stephen Brayda.

Para todos cujas histórias aparecem neste livro, muito obrigado! Para todos cujas pesquisas aparecem neste livro, muito obrigado! Para meus clientes de coaching, por garantirem que tudo sobre o que escrevo funciona genuinamente quando é preciso passar da teoria para a prática, muito obrigado! E para todos os meus leitores, muito obrigado! Estamos todos descobrindo as coisas, da melhor forma que conseguimos, à medida que vamos fazendo. Tenho a sorte e a honra de tê-los comigo, seguindo em frente juntos.

Apêndice:

Relação de valores centrais comuns

- Agradecimento
- Amizade
- Amor
- Aprendizado
- Atenção
- Autenticidade
- Autonomia
- Autoridade
- Aventura
- Beleza
- Cidadania
- Compaixão
- Competência
- Comunhão
- Confiança
- Conhecimento
- Conquista
- Consistência
- Contribuição
- Crescimento
- Criação
- Criatividade
- Curiosidade
- Desafio
- Desempenho
- Desenvolvimento
- Destreza
- Determinação
- Diligência
- Discernimento
- Disciplina
- Diversão
- Eficácia
- Eficiência
- Empatia
- Equilíbrio
- Estabilidade
- Felicidade
- Gentileza
- Honestidade
- Humildade
- Igualdade
- Impulso
- Intelecto
- Justiça
- Lealdade
- Liderança
- Maestria
- Moderação
- Otimismo
- Ousadia
- Paciência
- Persistência
- Pertencimento
- Postura
- Prática
- Propósito
- Qualidade
- Receptividade
- Reconhecimento
- Reputação
- Respeito
- Responsabilidade
- Riqueza
- Segurança
- Sensatez
- Senso de humor
- Serviço
- Status
- Sucesso
- Sustentabilidade

Sugestões de leitura

Além de *A prática para a excelência: um caminho transformador para alimentar — e não consumir — sua alma*, deixo aqui uma relação de outros livros que complementam e servem como base para *O código da mudança*. Embora o sistema seja imperfeito, dei meu máximo para categorizar cada um com base na parte de *O código da mudança* em que ele mais se alinha. Muitos destes livros foram citados ao longo da obra e mesmo os que não foram, influenciaram as ideias nela contidas.

Mentalidade resistente e flexível

- *What Is Health?*, de Peter Sterling.
- *Falling Upward*, de Richard Rohr.
- *A estrutura das revoluções científicas*, de Thomas S. Kuhn.
- *Viver a catástrofe total*, de Jon Kabat-Zinn.
- *Aceitação radical: como despertar o amor que cura o medo e a vergonha dentro de nós*, de Tara Brach.
- *O livro do caminho e da virtude*, de Lao Tsé.
- *O manual de Epiteto e uma seleção de discursos*.

- *Meditações*, de Marco Aurélio.
- *Nas palavras do Buda: uma antologia de discursos do cânone páli*, de Bhikkhu Bodhi.
- *Death*, de Todd May.
- *Almost Everything*, de Anne Lammott.
- *A Guide to the Good Life*, de William Irvine.
- *What Matters Most*, de James Hollis.
- *O herói de mil faces*, de Joseph Campbell.
- *Lost and Found*, de Kathryn Schulz.
- *Em busca de sentido*.
- *Garra: o poder da paixão e da perseverança*, de Angela Duckworth.

Identidade resistente e flexível

- *Ter ou ser?*, de Erich Fromm.
- *Devotions*, de Mary Oliver.
- *A arte de viver*, de Thich Nhat Hanh.
- *Going to Pieces without Falling Apart*, de Mark Epstein.
- *The Trauma of Everyday Life*, de Mark Epstein.
- *The Cancer Journals*, de Audre Lorde.
- *A sabedoria da insegurança: como sobreviver na era da ansiedade*, de Alan Watts.
- *Uma mente livre: como se direcionar ao que realmente importa*, de Steven Hayes.
- *The Extended Mind*, de Annie Murphy Paul.
- *Clash! 8 conflitos culturais que nos influenciam*, de Hazel Rose Markus e Alana Conner.
- *Por que os generalistas vencem em um mundo de especialistas*, de David Epstein.

Ações resistentes e flexíveis

- *Nação dopamina*, de Anna Lembke.
- *A Significant Life*, de Todd May.
- *Dancing with Life: Buddhist Insights for Finding Meaning and Joy in the Face of Suffering*, de Phillip Moffitt.
- *A geração superficial*, de Nicholas Carr.
- *Faça coisas difíceis*, de Steve Magness.
- *Surviving Survival*, de Laurence Gonzales.
- *The Hidden Spring*, de Mark Solms.
- *Subtract*, de Leidy Klotz.
- *Felicidade por acaso*, de Daniel Gilbert.
- *No Cure for Being Human*, de Kate Bowler.
- *Desconstruindo a ansiedade*, de Judson Brewer.
- *The Way of Aikido*, de George Leonard.

Notas

Introdução

1 Feiler, Bruce. *Life Is In the Transitions: Mastering Change at Any Age*. Nova York: Penguin, 2020, 16.

2 Holmes, Frederic L. "Claude Bernard, The 'Milieu Intérieur', and Regulatory Physiology", *History and Philosophy of the Life Sciences* 8 (1986): 3-25, https://www.jstor.org/stable/23328847?seq=1.

3 Sterling, Peter. *What Is Health?: Allostasis and the Evolution of Human Design*. Cambridge, MA: MIT, 2020, xi.

4 Lee, Sung W. "A Copernican Approach to Brain Advancement: The Paradigm of Allostatic Orchestration", *Frontiers in Human Neuroscience 13* (2019), https://pubmed.ncbi.nlm.nih.gov/31105539.

5 Leigh, David J. "Carl Jung's Archetypal Psychology, Literature, and Ultimate Meaning", *uram* 34 (2011): 95-112, https://www.utpjournals.press/doi/pdf/10.3138/uram.34.1–2.95.7.

6 Hussain, Talib, Syed et al. "Kurt Lewin's Change Model: A Critical Review of the Role of Leadership and Employee Involvement in Organizational Change", *Journal of Innovation & Knowledge* 3 (2018): 123-27, https://www.sciencedirect.com/science/article/pii/S2444569X16300087.

7 McEwen, Bruce S. "Allostasis and Allostatic Load: Implications for Neuropsychopharmacology", *Neuropsychopharmacology* 22 (2000): 108-24, https://www.nature.com/articles/1395453.

1. Aberto para o fluxo da vida

1 Carpenter, Hayden. "The Dawn Wall Is a Great, But Incomplete, Climbing Film", *Outside*, 18 set. 2018.

2 Bruner, Jerome S.; Postman, Leo. "On the Perception of Incongruity: A Paradigm", *Journal of Personality 18* (1949): 206-23, https://psych-classics.yorku.ca/Bruner/Cards.

3 KUHN, Thomas S. *A estrutura das revoluções científicas*. São Paulo: Perspectiva, 2012, 112-13.

4 WISSE, Barbara; SLEEBOS, Ed. "When Change Causes Stress: Effects on Self-Construal and Change Consequences", *Journal of Business and Psychology 31* (2016): 249-64, https://link.springer.com/article/10.1007/s10869-015-9411-z.

5 MITCHELL, Stephen. Trad. *Tao Te Ching: A New English Version*. Nova York: Harper Perennial, 2006, 16.

6 DOBBIN, Robert. Trad. *Epictetus: Discourses and Selected Writings*. Nova York: Penguin, 2008, 178-85.

7 GUYENET, Stephan J. *Como a comida controla seu cérebro: superando os instintos que nos fazem comer demais*. São Paulo: AlfaCon, 2018, 205.

8 MCGONIGAL, Kelly. *O lado bom do estresse: entenda por que o estresse pode ser bom para você e como aproveitá-lo*. Rio de Janeiro: Réptil, 2016.

9 COPÉRNICO, Nicolau. Dedicatória de *Das revoluções das esferas celestes* para o Papa Paulo III, 1543, https://hti.osu.edu/sites/hti.osu.edu/files/dedication_of_the_revolutions_of_the_heavenly_bodies_to_pope_paul_iii_0.pdf.

10 ENCYCLOPEDIA BRITANNICA, "Publication of *De revolutionibus of Nicolaus Copernicus*". Acesso em: 12 out. 2022, https://www.britannica.com/biography/Nicolaus-Copernicus/Publication-of-De-revolutionibus.

11 LEVEILLEE, Nicholas P. "Copernicus, Galileo, and the Church: Science in a Religious World", *Inquiries* 3 (2011): 2, http://www.inquiriesjournal.com/articles/1675/2/copernicus-galileo-and-the-church-science-in-a-religious-world.12.

12 KUHN, *A estrutura das revoluções científicas*, 93-94.

13 CALDWELL, Tommy. *The Push: A Climber's Journey of Endurance, Risk, and Going Beyond Limits to Climb the Dawn Wall*. Nova York: Penguin, 2017, 123.

14 FROMM, Erich. *Ter ou ser?* Nova York: LTC, 1976, 109.

15 FROMM. *Ter ou ser?*, 109-10.

16 IDEM, 119.

17 GILBERT, Daniel. *Felicidade por acaso*, https://www.amazon.com/Stumbling-Happiness-Daniel-Gilbert/dp/1400077427, 201.

18 CARPENTER, Hayden. "What The Dawn Wall Left Out", *Outside*, 18 set. 2018, https://www.outsideon-line.com/culture/books-media/dawn-wall-documentary-tommy-caldwell-review.

19 Branch, John. "Pursuing the Impossible, and Coming Out on Top", *New York Times*, 14 jan. 2015, https://www.nytimes.com/2015/01/15/sports/el-capitans-dawn-wall-climbers-reach-top.html.
20 Branch. "Pursuing the Impossible."
21 May, Todd. *Death (The Art of Living)*. Londres: Routledge, 2016.

2. Espere dificuldades

1 Christensen, Kaare; Herskind, Anne Maria; Vaupel, James W. "Why Danes Are Smug: Comparative Study of Life Satisfaction in the European Union", *bmj* 333 (2006): 1289, http://www.bmj.com/content/333/7582/1289.
2 Sterling, Peter. "Allostatis: A Model of Predictive Regulation", *Physiology & Behavior 106* (2012): 5-15, https://pubmed.ncbi.nlm.nih.gov/21684297.
3 Clark, Andy. "Whatever Next?: Predictive Brains, Situated Agents, and the Future of Cognitive Science", *Behavioral and Brain Sciences 36* (2013): 181-204, doi:10.1017/S0140525X12000477.
4 Morrison, India; Perini, Irene; Dunham, James. "Facets and Mechanisms of Adaptive Pain Behavior: Predictive Regulation and Action", *Frontiers in Human Neuroscience* 7 (2013), https://www.frontiersin.org/articles/10.3389/fnhum.2013.00755/full.
5 Kahneman, Daniel et al., "When More Pain Is Preferred to Less: Adding a Better End", *Psychological Science 4* (1993): 401-5, https://www.jstor.org/stable/40062570.
6 Carmon, Ziv; Kahneman, Daniel. "The Experienced Utility of Queuing: Experience Profiles and Retrospective Evaluations of Simulated Queues", Tese de Doutorado, 1995, https://www.researchgate.net/publication/236864505.
7 Brick, Noel E. et al., "Anticipated Task Difficulty Provokes Pace Conservation and Slower Running Performance", *Medicine & Science in Sports & Exercise 51* (2019): 734, https://journals.lww.com/acsm-msse/Full-text/2019/04000/anticipated_task_difficulty_provokes_pace.16.aspx.
8 Ataide e Silva, Thays de et al., "Can Carbohydrate Mouth Rinse Improve Performance During Exercise?: A Systematic Review", *Nutrients 6* (2014): 1-10, https://www.ncbi.nlm.nih.gov/pmc/articles/PMC3916844.

9 PHILLIPS, A'Dora. "There Is Such a Thing as Instinct in a Painter", *The Vision & Art Project*, 27 jan. 2017, https://visionandartproject.org/features/serge-hollerbach.

10 FRANKL, Viktor E. *Em busca de sentido*. Petrópolis, RJ: Vozes, 2006.

11 BRADSHAW, Emma L. et al., "A Meta-analysis of the Dark Side of the American Dream: Evidence for the Universal Wellness Costs of Prioritizing Extrinsic over Intrinsic Goals", *Journal of Personality and Social Psychology* (2022), http://psycnet.apa.org/record/2022-90266-001.

12 FRANKL, Viktor E. *Em busca de sentido*. Petrópolis, RJ: Vozes, 2006.

13 FREDRICKSON, Barbara L. et al., "What Good Are Positive Emotions in Crises?: A Prospective Study of Resilience and Emotions Following the Terrorist Attacks on the United States on September 11th, 2001", *Journal of Personality and Social Psychology* 84 (2003): 365-76, https://www.ncbi.nlm.nih.gov/pmc/articles/PMC2755263.

14 MAHER, John. "When Siddartha Met Sigmund: PW Talks with Mark Epstein", *Publishers Weekly*, 15 dez. 2017, https://www.publishersweekly.com/pw/by-topic/authors/interviews/article/75640-when-siddartha-met-sigmund-pw-talks-with-mark-epstein.

15 MCGONIGAL, *O lado bom do estresse: entenda por que o estresse pode ser bom para você e como aproveitá-lo*. Nova York: Avery, 2016.

16 JUST MERCY INTERVIEW WITH BRYAN STEVENSON, *Rolling Out*, 17 dez. 2019, vídeo, 6:57, https://www.youtube.com/watch?v=vZZ6xp38ukM.

17 STEVENSON, Bryan. We Need to Talk about an Injustice, TED, 5 mar. 2012, vídeo, 23:41, https://www.youtube.com/watch?v=c2tOp7OxyQ8; e Just Mercy Interview.

18 SETIYA, Kieran. *Life Is Hard: How Philosophy Can Help Us Find Our Way*. Nova York: Riverhead Books, 2022, 178.

19 Deparei-me pela primeira vez com a equação "sofrimento é igual a dor vezes resistência" no livro de MOFFITT, Phillip. *Dancing with Life*. Emmaus, PA: Rodale, 2008. Contudo, quando tentei encontrar uma fonte original, descobri várias. O melhor que posso oferecer é que essa equação remonta à comunidade budista ocidental.

20 STREED, Joel. "Pain Rehabilitation Center Offers Freedom from Debilitating Symptoms", *Mayo Clinic*, 11 mar. 2020, https://sharing.mayoclinic.org/2020/03/11/pain-rehabilitation-center-offers-freedom-from-debilitating-symptoms.

21 A comprovação desses relatos, bem como algumas das citações diretas utilizadas estão aqui. Entretanto, mudei a identidade da pessoa no texto.

3. Cultive um senso fluido de si mesmo

1 Vallerand, Robert J. et al., "Les Passions de l'Âme: On Obsessive and Harmonious Passion", *Journal of Personality and Social Psychology* 85 (2003): 756-67, https://selfdeterminationtheory.org/SDT/documents/2003_VallerancBlanchardMageauKoesnter-RatelleLeonardGagneMacolais_JPSP.pdf.

2 Van der Poel, Nils. "How to Skate a 10K... and Also Half a 10K." Acesso em 12 out. 2022, https://www.howtoskate.se/_files/ugd/e11bfe_b783631375f543248e271f440b-cd45c5.pdf.

3 Essa frase é de Feimster, Fortune: *Sweet and Salty*, 2020, especial da Netflix, 1:01:00.

4 "Kelly Clarkson Cry-Laughs Hearing Fortune Feimster's Hilarious Coming Out Story", *The Kelly Clarkson Show*, 3 abr. 2020, vídeo, 9:00, https://www.youtube.com/watch?v=Ub7_k-J-4FE&feature=youtu.be.

5 Feimster, Fortune. "Ginger's Thoughts on Fortune's Marriage", 11 nov. 2020, Sincerely Fortune, podcast, episódio 91, 39:24, https://sincerelyfortune.libsyn.com/episode-91.

6 Van der Poel, "How to Skate a 10K... and Also Half a 10K"..

7 Buckley, Chris; Panja, Tariq; Das, Andrew. "Swedish Olympic Star Gives Away Gold Medal to Protest Beijing's Abuses", *New York Times*, 25 fev. 2022, https://www.nytimes.com/2022/02/25/world/asia/nils-van--der-poel-olympic-protest.html.

8 Lewin, Kurt. *Teoria de campo em ciência social.* S. l.: Pioneira, 1951.

9 Markus, Hazel Rose; Conner, Alana. *Clash! 8 conflitos culturais que nos influenciam.* S. l.: Elsevier, 2014, xii.

10 Imai, Mutsumi; Gentner, Dedre. "A Cross-Linguistic Study of Early Word Meaning: Universal Ontology and Linguistic Influence", *Cognition* 62 (1997): 169-200, https://www.sciencedirect.com/science/article/abs/pii/S0010027796007846.

11 Markus; Conner, *Clash! 8 conflitos culturais que nos influenciam*, xiii.

12 Araujo, Duarte; Davids, Keith. "What Exactly Is Acquired During Skill Acquisition?", *Journal of Consciousness Studies 18*, nº 3-4 (2011): 7-23, https://www.researchgate.net/publication/233604872_what_exactly_is_acquired_during_skill_acquisition.

13 Hy, Le Xuan; Loevinger, Jane. *Measuring Ego Development*. Nova York: Psychology Press, 2014.

14 Cook-Greuter, Susanne R. "Mature Ego Development: A Gateway to Ego Transcendence?", *Journal of Adult Development* 7, 2000, 227-40, https://link.springer.com/article/10.1023/A:1009511411421.

15 Loevinger, Jane. "Construct Validity of the Sentence Completion Test of Ego Development", *Applied Psychological Measurement* 3, 1979,281-311, https://conservancy.umn.edu/bitstream/handle/11299/99630/1/v03n3p281.pdf; e Ravinder, Shash. "Loevinger's Sentence Completion Test of Ego Development: A Useful Tool for Cross-Cultural Researchers", *International Journal of Psychology 21*, 1986, 679-84, https://www.tandfonline.com/doi/abs/10.1080/00207598608247614?journalCode=pijp20.

16 Cânone Páli, Nikaya, Samyutta. "Ananda, Is There a Self", em Connected Discourses on the Undeclared, 44.10.

17 Bhikkhu, Thanissaro. Trad. "Ananda Sutta: To Ananda (On Self, No Self, and Not-Self)", 2004, https://www.access-toinsight.org/tipitaka/sn/sn44/sn44.010.than.html.

18 Lee, Nathaniel; Frank, Jacqui; Salter, Lamar. "Terry Crews: Here's How My NFL Career Helped and Hurt Me", *Insider*, 22 mar. 2017, https://www.businessinsider.com/terry-crews-heres-how-my-nfl-career-2017-3.

19 Guerrasio, Jason. "How Terry Crews Went from Sweeping Floors after Quitting the NFL to Becoming a Transcendent Pitchman and Huge TV Star", *Insider*, 18 jan. 2018, https://www.businessinsider.com/terry-crews-sweeping-floors-to-huge-star-silence-breaker-2018-1.

20 "Terry Crews Breaks Down His Career, from White Chicks to Brooklyn Nine-Nine", *Vanity Fair*, 6 fev. 2020, vídeo, 21:55, https://www.vanityfair.com/video/watch/careert-timeline-terry-crews-breaks-down-his-career--from-white-chicks-to-brooklyn-nine-nine.

21 LIU, Lu et al., "Understanding the onset of hot streaks across artistic, cultural, and scientific careers" , Nature, 13 set. 2021, https://www.nature.com/articles/s41467-021-25477-8.

4. Desenvolva limites resistentes e flexíveis

1 Hajek, Danny. "Mafia Wife, Get-away Driver, Stuntwoman: From the Underworld to Hollywood", *NPR*, 21 set. 2014, https://www.npr.org/2014/09/21/350120159.

2 Durante, Georgia. *The Company She Keeps: The Dangerous Life of a Model Turned Mafia Wife*. Nova York: Berkley, 2008, 457-58.

3 Falk, Emily B. et al., "Self-Affirmation Alters the Brain's Response to Health Messages and Subsequent Behavior Change", *Proceedings of the National Academy of Sciences 112*, 2015, https://www.pnas.org/doi/10.1073/pnas.1500247112.

4 Hayes, Steven C. et al., "Acceptance and Commitment Therapy and Contextual Behavorial Science: Examining the Progress of a Distinctive Model of Behavioral and Cognitive Therapy", *Behavior Therapy 44*, 2013, 180-98, https://www.ncbi.nlm.nih.gov/pmc/articles/PMC3635495.

5 Gatto, Luigi. "Roger Federer: 'You Need to Be Stubborn, Believe in Hard Work'", *Tennis World*, 30 ago. 2018, https://www.tennisworldusa.org/tennis/news/Roger_Federer/59546/roger-federer-you-need-to-be-stubborn-believe-in-hard-work.

6 Weinberg, Steven. *Os três primeiros minutos: uma visão moderna da origem do universo*. S. l.: Gradiva, 1993, 4.

7 "Penzias and Wilson Discover Cosmic Microwave Radiation", *PBS*, 1965, https://www.pbs.org/wgbh/aso/databank/entries/dp65co.html.8.

8 "Discovering the Cosmic Microwave Background with Robert Wilson", *CfAPress*, 28 fev. 2014, vídeo, 21:55, https://youtu.be/ATaCs6Anx0c.

9 "Cosmic Microwave Background", Center for Astrophysics, Harvard and Smithsonian. Acesso em 12 out. 2022, https://pweb.cfa.harvard.edu/research/topic/cosmic-microwave-background.

10 "The Nobel Prize in Physics 1978", https://www.nobelprize.org/prizes/physics/1978/summary.

11 Hannan, Michael T.; Freeman, John. "The Population Ecology of Organizations", *American Journal of Sociology* 82, 1977, 929-64, https://www.jstor.org/stable/2777807.

12 "Newspaper Fact Sheet", *Pew Research Center*, 29 jun. 2021, https://www.pewresearch.org/journalism/fact-sheet/newspapers.

13 "Average Paid and Verified Weekday Circulation of The New York Times from 2000 to 2021", *Statista*, 21 jun. 2022, https://www.statista.com/statistics/273503/average-paid-weekday-circulation-of-the-new-york-times.

14 Bruell, Alexandra. "New York Times Tops 10 Million Subscriptions as Profit Soars", *Wall Street Journal*, 2 fev. 2022, https://www.wsj.com/articles/new-york-times-tops-10-million-subscriptions-as-profit-soars-11643816086.

15 "The New York Times Company 2021 Annual Report", 11 mar. 2022, https://nytco-assets.nytimes.com/2022/03/The-New-York-Times-Company-2021-Annual-Report.pdf.
16 "Missions and Values", *The New York Times Company*. Acesso em 12 out. 2022, https://www.nytco.com/company/mission-and-values.
17 SNYDER, Gabriel. "The New York Times Claws Its Way into the Future", *Wired*, 12 fev. 2017, https://www.wired.com/2017/02/new-york-times-digital-journalism.
18 BAQUET, Dean. "#398: Dean Baquet", Junho 2020, *Longform*, podcast, episódio 398, 1:34:31, https://longform.org/posts/longform-podcast-398-dean-baquet.
19 KUHN, *A estrutura das revoluções científicas*, 184, 198.
20 "Audre Lorde", *Poetry Foundation*. Acesso em 12 out. 2022, https://www.poetryfoundation.org/poets/audre-lorde.
21 LORDE, Audre. *The Cancer Journals*. Nova York: Penguin, 2020, 5-30.
22 HANH, Thich Nhat. *A arte de viver.* Rio de Janeiro: Harper Collins, 2017, 71.
23 HANH, Thich Nhat. *Understanding Our Mind: 50 Verses on Buddhist Psychology.* Berkeley, CA: Parallax Press, 2002.
24 MACASKILL, William. *What We Owe the Future.* Nova York: Basic Books, 2022, 43.

5. Responder, não reagir

1 LONG, George. Trad. *A Selection from the Discourses of Epictetus with the Encheiridion*, 9 jan. 2004, http://pioneer.chula.ac.th/~pukrit/bba/Epictetus.pdf.
2 MITCHELL, *O livro do caminho e da virtude*, 45.
3 LEONARD, George. *The Way of Aikido: Life Lessons from an American Sensei.* Nova York: Plume, 2000, 120-23.
4 "Target Fixation: It's Not Just a Motorcycle Problem", *Drive Safely*. Acesso em 12 out. 2022, https://www.idrivesafely.com/defensive-driving/trending/target-fixation-its-not-just-motorcycle-problem.
5 SCHREIBER, Max. "Inbee Park Explains Why She's the World's Best Putter from 10-15 Feet", *GOLF*, 6 out. 2021, https://www.golfchannel.com/news/inbee-park-explains-why-shes-worlds-best-putter-1015-feet.

6 Romine, Brentley. "This Mental Tip from LPGA Legend Inbee Park Is Major", *GOLF*, 21 jan. 2022, https://www.golfchannel.com/news/mental-tip-lpga-legend-inbee-park-major.

7 Lanciego, José L.; Luquin, Natasha; Obseo, José A. "Functional Neuroanatomy of the Basal Ganglia", *Cold Spring Harbor Perspectives in Medicine* 2 , 2012, a009621, https://www.ncbi.nlm.nih.gov/pmc/articles/PMC3543080.

8 Davis, Kenneth L.; Montag, Christian. "Selected Principles of Pankseppian Affective Neuroscience", *Frontiers in Neuroscience 12* (2019), https://www.frontiersin.org/articles/10.3389/fnins.2018.01025/full.

9 Guyenet, *Como a comida controla seu cérebro: superando os instintos que nos fazem comer demais*, 205.

10 Barron, Andrew B.; Søvik, Eirik; Cornish, Jennifer L. "The Roles of Dopamine and Related Compounds in Reward-Seeking Behavior Across Animal Phyla", *Frontiers in Behavioral Neuroscience 4*, 2010, https://www.frontiersin.org/articles/10.3389/fnbeh.2010.00163/full.

11 Solms, Mark. *The Hidden Spring*. Nova York: W.W. Norton, 2021, 89.

12 Sawchuk, Craig N. "Depression and Anxiety: Can I Have Both?" *Mayo Clinic*, 2 jun. 2017, https://www.mayoclinic.org/diseases-conditions/depression/expert-answers/depression-and-anxiety/faq-20057989.

13 Solms, *Hidden Spring*, 115.

14 Dimidjian, Sona et al., "The Origins and Current Status of Behavioral Activation Treatments for Depression", *Annual Review of Clinical Psychology* 7, 2011, 1-38, https://pubmed.ncbi.nlm.nih.gov/21275642.

15 "Cristina Martinez", *Chef's Table*, volume 5, episódio 1, 28 set. 2018, especial da Netflix, 50:00.

16 "Barbacoa sin fronteras (Barbacoa Beyond Borders)", 2 dez. 2021, duolingo, podcast, episódio 100, 23:46, https://podcast.duolingo.com/episode-100-barbacoa-sin-fronteras-barbacoa-beyond-borders.

17 Cristina Martinez.

18 Bandura, A. "Self-Efficacy: Toward a Unifying Theory of Behavioral Change", *Psychological Review 84* (1977): 191-215.

19 Lieberman, Matthew D. et al. "Putting Feelings into Words: Affect Labeling Disrupts Amygdala Activity in Response to Affective Stimuli", *Psychological Science 18*, 2007, 421-28, https://pubmed.ncbi.nlm.nih.gov/17576282.

20 CHILD, Francis James. *The English and Scottish Popular Ballads*, vol. 1, Nova York: Dover Publications, 1965, 95-96.

21 CHILD, *English and Scottish Popular Ballads*, 95.

22 TATAR, Maria. *Contos de fadas: edição comentada e ilustrada. São Paulo: Clássicos* Zahar, 2002, 128.

23 BRACH, Tara. "Feeling Overwhelmed? Remember RAIN", *Mindful*, 7 fev. 2019, https://www.mindful.org/tara-brach-rain-mindfulness-practice.

24 PERLMAN, D.M. et al., "Differential Effects on Pain Intensity and Unpleasantness of Two Meditation Practices", *Emotion 10* (2010): 65-71, https://doi.org/10.1037/a0018440; UMass Memorial Health Care Center for Mindfulness. Acesso em: 12 out. 2022, https://www.umassmed.edu/cfm/research/publications; GOLDIN, Philippe R.; GROSS, James J. "Effects of Mindfulness-Based Stress Reduction (MBSR) on Emotion Regulation in Social Anxiety Disorder", *Emotion 10* (2010): 83-91, doi: 10.1037/a0018441; e GROSSMANN, Igor; KROSS, Ethan. "Exploring Solomon's Paradox: Self-Distancing Eliminates the Self-Other Asymmetry in Wise Reasoning About Close Relationships in Younger and Older Adults", *Psychological Science* 25, 2014,1571-80, doi:10.1177/0956797614535400.

25 AYDUK, ÖZLEM; KROSS, Ethan. "From a Distance: Implications of Spontaneous Self-Distancing for Adaptive Self-Reflection", *Journal of Personality and Social Psychology* 98, 2010, 809-29, https://www.ncbi.nlm.nih.gov/pmc/articles/PMC2881638.

26 A "válvula redutora cerebral" de Aldous Huxley: https://www.researchgate.net/figure/Aldous-Huxleys-cerebral-reducing-valve-on-the-inlet-right-side-of-the-cerebral_fig1_323345114.

27 https://sites.lsa.umich.edu/whirl/wp-content/uploads/sites/792/2020/08/2018-Awe-and-Humility.pdf.

28 STELLAR, Jennifer E. "Positive Affect and Markers of Inflammation: Discrete Positive Emotions Predict Lower Levels of Inflammatory Cytokines", *Emotion 15*, 2015, 129-33, https://www.ncbi.nlm.nih.gov/pubmed/25603133.

29 KELTNER, Dacher. "Why Do We Feel Awe?", *Mind & Body*, 10 mai. 2016, https://greater-good.berkeley.edu/article/item/why_do_we_feel_awe.

30 GOTO, Yukiori; GRACE, Anthony A. "Dopaminergic Modulation of Limbic and Cortical Drive of Nucleus Accumbens in Goal-Directed Behavior", *Nature Neuroscience* 8 , 2005, 805-12, http://www.nature.com/neuro/journal/v8/n6/full/nn1471.html.

31 "What Is the Plan-Do-Check-Act (PDCa) Cycle?", *ASQ*. Acesso em 12 out. 2022, https://asq.org/quality-resources/pdca-cycle.

32 McLuhan, Marshall. *Os meios de comunicação como extensões do homem CreateSpace*, 2016, https://web.mit.edu/allanmc/www/mcluhan.mediummessage.pdf.

33 Haidt, Jonathan. "Why the Past 10 Years of American Life Have Been Uniquely Stupid", *The Atlantic*, 11 abr. 2022, https://www.theatlantic.com/magazine/archive/2022/05/social-media-democracy-trust-babel/629369.

6. Criando significado e avançando

1 Hollis, James. *What Matters Most: Living a More Considered Life*. Nova York: Avery, 2009, 147.

2 Gilbert, Daniel. *Felicidade por acaso: como equilibrar as expectativas do futuro para alcançar uma vida feliz no presente.* Rio de Janeiro: Objetiva, 2006, 191.

3 Bejan, Adrian. "Why the Days Seem Shorter as We Get Older", *European Review* 27 (2019): 187-94, doi:10.1017/S1062798718000741.

4 "Post-Traumatic Stress Disorder (PTSD)", *Mayo Clinic*, 16 jul. 2018, https://www.mayoclinic.org/diseases-conditions/post-traumatic-stress-disorder/symptoms-causes/syc-20355967.

5 Stetson, C.; Fiesta, M. P.; Eagleman, D. M. "Does Time Really Slow Down During a Frightening Event?", *Plos One* 2 , 2007,e1295, https://journals.plos.org/plosone/article?id=10.1371/journal.pone.0001295.

6 Gilbert, *Felicidade por acaso*, 170-73.

7 _______. Driver-Linn, Erin; Wilson, Timothy D. "The Trouble with Vronsky: Impact Bias in the Forecasting of Future Affective States", in *The Wisdom in Feeling: Psychological Processes in Emotional Intelligence*, eds. Lisa Feldman Barrett & Peter Salovey. Nova York: Guilford Press, 2002.

8 Wilson, Timothy D.; Gilbert, Daniel T., "Affective Forecasting: Knowing What to Want", *Current Directions in Psychological Science 14*, 2005, 131-34, https://journals.sagepub.com/doi/abs/10.1111/j.0963-7214.2005.00355.x.9.

9 Bonanno, George A.; Rennicke, Courtney; Dekel, Sharon. "Self-Enhancement Among High-Exposure Survivors of the September 11th Terrorist Attack: Resilience or Social Maladjustment?", *Journal of Personality and Social Psychology* 88, 2005, 984–98, https://pubmed.ncbi.nlm.nih.gov/15982117.

10 deRoon-Cassini, Terri A. et al., "Psychopathy and Resilience Following Traumatic Injury: A Latent Growth Mixture Model Analysis", *Rehabilitation Psychology* 55, 2010, 1-11, doi:10.1037/a0018601.

11 Tedeschi, Richard G.; Calhoun, Lawrence G. "Posttraumatic Growth: Conceptual Foundations and Empirical Evidence", *Psychological Inquiry 15*, 2004, 1-18, doi:10.1207/s15327965pli1501_01.

12 "Anna Lembke on the Neuroscience of Addiction: Our Dopamine Nation", *Rich Roll*, 23 ago. 2012, vídeo, 2:18:02, minutos 48-52, https://www.youtube.com/watch?v=jziP0Ce-gvOw.

13 Brewer, Judson. *The Craving Mind: From Cigarettes to Smartphones to Love: Why We Get Hooked and How We Can Break Bad Habits.* New Halen: ct Yale University Press, 2017, 111.

14 Hom, Melanie A. et al., "Resilience and Attitudes Toward Help-Seeking as Correlates of Psychological Well-Being Among a Sample of New Zealand Defence Force Personnel", *Military Psychology* 32, 2020, 329-40, https://www.tandfonline.com/doi/abs/10.1080/08995605.2020.1754148; e Crowe, Allison; Averett, Paige; Glass, J. Scott. "Mental Illness Stigma, Psychological Resilience, and Help Seeking: What Are the Relationships?", *Mental Health & Prevention 4* (2016): 63–68, https://www.sciencedirect.com/science/article/abs/pii/S2212657015300222.

15 Adams, Gabrielle S. et al., "People Systematically Overlook Subtractive Changes", *Nature* 592, 2021, 258–61, https://www.nature.com/articles/s41586-021-03380-y.

16 Volkow, Nora D. "Cocaine Cues and Dopamine in Dorsal Striatum: Mechanism of Craving in Cocaine Addiction", *Journal of Neuroscience* 26, 2006, 6583–88, https://www.jneurosci.org/content/26/24/6583.

17 May, Katherine. *Wintering: The Power of Rest and Retreat in Difficult Times.* Nova York: Riverhead Books, 2020, 115.

18 Sterling, *What Is Health?*, 102.

19 Pirsig, Robert M. *Zen e a Arte da Manutenção de Motocicletas: Uma Investigação sobre os Valores.* São Paulo: wmf Martins Fontes, 1974, 243.

20 Hanh, Thich Nhat. *Sem Lama Não Há Lótus: A Arte de Transformar o Sofrimento. São* Paulo: Vozes, 2014.

21 Seery, Mark D.; Holman, Alison; Silver, Roxane Cohen. "Whatever Does Not Kill Us: Cumulative Lifetime Adversity, Vulnerability, and Resilience", *Journal of Personality of Social Psychology* 99 (2010): 1025–41, doi: 10.1037/a0021344.

22 OLIVER, Mary. *Devotions: The Selected Poems of Mary Oliver.* Nova York: Penguin, 2017, 70.
23 HOLLIS, *What Matters Most*, 163.

Conclusão

1 SOLNIT, Rebecca. "Why Did We Stop Believing That People Can Change?", *New York Times*, 22 abr. 2022, https://www.nytimes.com/2022/04/22/opinion/forgiveness-redemption.html.
2 EPSTEIN, Mark. *Pensamentos sem pensador: psicoterapia pela perspectiva budista.* Rio de Janeiro: Gryphus, 2013, 79-81.
3 HUTSON, Matthew. "Why Our Efficient Minds Make So Many Bad Errors", *Washington Post*, 9 dez. 2016, https://www.washingtonpost.com/opinions/why-our-efficient-minds-make-so-many-bad-errors/2016/12/08/4eb98fce-b439-11e6-840f-e3ebab6bcdd3_story.html.
4 BROOKS, David. "Bruce Springsteen and the Art of Aging Well", *The Atlantic*, 23 out. 2020, https://www.theatlantic.com/ideas/archive/2020/10/bruce-springsteen-and-art-aging-well/616826.
5 DASS, Ram; BUSH, Mirabai. *Walking Each Other Home: Conversations of Loving and Dying.* Boulder, CO: Sounds True, 2018.

ESTE LIVRO, COMPOSTO NA FONTE FAIRFIELD,
FOI IMPRESSO EM PAPEL IVORY SLIM 65G/M² NA COAN.
TUBARÃO, JUNHO DE 2024.